MAQUILLAJE

imaginador

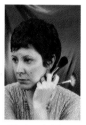

Caracterizadora teatral, egresada del Instituto Superior de Arte del Teatro Colón de Buenos Aires. Maquilladora profesional y presidente de la Asociación de Maquilladores de la República Argentina. Profesora, entrenadora y disertante en congresos de estética en Maquillaje Social, Artístico y Caracterización. Trabajó en diferentes medios de comunicación así como en shows y eventos de empresas realizando maquillajes de embellecimiento, caracterizaciones especiales y *body painting*.
Su página web es: www.estudiodemaquillaje.com.ar

Marisa del Dago

Fotografías de tapa e interior: Alberto Cifarelli

Agradecemos a KRYOLAN (www.kryolan.com.ar), MILA MARZI (www.milamarzi.com.ar) y VISAGE (www.caveta.com.ar) por haber cedido los materiales utilizados en la realización de los trabajos incluidos en esta edición.
Agradecemos a las modelos (Cecilia, Macarena, Dana, Gaby Ramel, Valeria, Laura, Mirta, Viviana, Mariana y Gabriela); a la cosmiatra Norma Trabiches; y a Javito, peinador, por su valiosa participación en la producción fotográfica de este libro.

Del Dago, Marisa
      Maquillaje - 1° ed. - Buenos Aires: Grupo Imaginador de Ediciones, 2005.
      96 p.; 25 x 17 cm.

      I.S.B.N.: 950-768-506-5

      1. Maquillaje I. Título
      CDD 646.72.

Primera edición: 2.000 ejemplares, julio de 2005
Última reimpresión: 4.000 ejemplares, octubre de 2005

I.S.B.N.: 950-768-506-5

Se ha hecho el depósito que establece la Ley 11.723
Copyright by GIDESA – Bartolomé Mitre 3749 – Ciudad Autónoma de Buenos Aires – República Argentina
IMPRESO EN ARGENTINA – PRINTED IN ARGENTINA

El maquillaje –tanto como el arreglo del cabello o la elección de la vestimenta apropiada en sus líneas y formas– es un vehículo para hallar belleza. A través del maquillaje se logra encontrar la hermosura de un rostro por medio del complejo juego de luces y sombras que destacan lo hermoso y ocultan las imperfecciones, y también de las líneas y esfumaturas que estilizan o esculpen. Con el maquillaje se diseñan nuevas formas y es posible construir una imagen renovada, obteniendo, a veces, resultados extraordinarios.

Para poder llegar a desarrollar un buen maquillaje se debe comprender que éste es una actividad plástica integradora de variados conceptos: el de claroscuro; el del color (y sus múltiples efectos y funciones) y el del diseño a través de las formas.

No debe ser un proceso que implique seguir obligadamente un paso tras otro en la aplicación de productos, repitiéndolos de manera idéntica en todos los rostros.

El objetivo de este libro es introducir al lector inexperto de manera que pueda llevar a cabo maquillajes que acentúen los rasgos más bellos de un rostro y así destacar su belleza natural.

Pretende ser, además, una herramienta para quienes conocen el arte del maquillaje y desean perfeccionarse, adquirir nuevas técnicas y ampliar las estrategias a su haber para lograr maquillajes más correctivos y embellecedores.

O quizás quien lo consulte busque el camino del autoembellecimiento porque aún no ha experimentado todo su potencial y necesita una guía para descubrirse.

El maquillaje es arte y magia. Esa magia tiene trucos.

Los trucos son, ni más ni menos, que la suma de técnicas y diseños que pretendo ofrecerles en este libro.

Deseo dedicar este libro a mi madre, por su fuerte presencia,
viéndola maquillarse ante el espejo, desde mi mirada de ocho años...
A mi padre, por su fuerza interior, que me hizo fuerte.
Por último, a Paul y Jere, por el amor y más...

Marisa del Dago

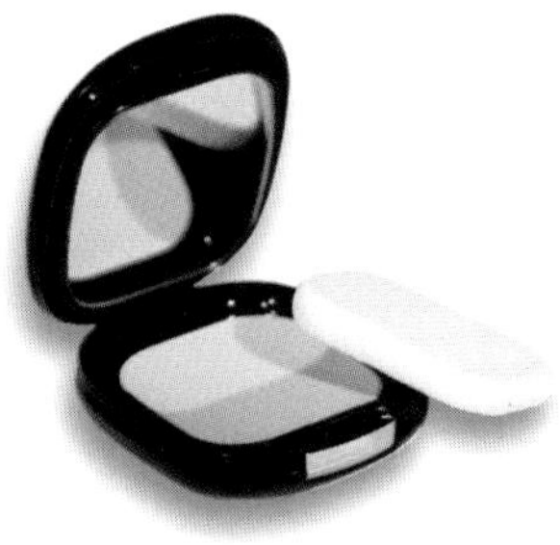

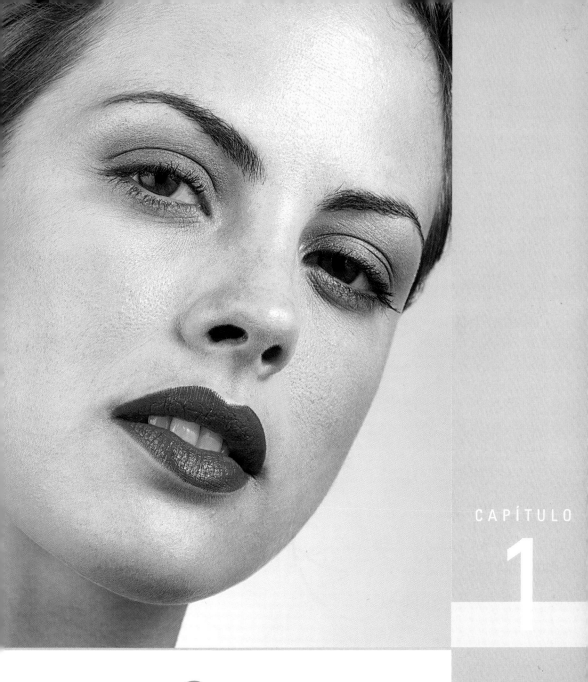

Conceptos básicos sobre maquillaje

Maquillaje: técnica y diseño

Un maquillaje bien realizado es aquel que cumple con determinados requisitos.

- Debe destacar la belleza de una mujer logrando disimular las imperfecciones.
- Debe ser confortable para quien lo lleve.
- Debe ser duradero.

Para poder lograr todos los puntos expuestos anteriormente trabajaremos el maquillaje basándonos en sus dos pilares: la técnica y el diseño.

¿QUÉ ES MAQUILLAR CON TÉCNICA?

Se trata de "cómo hacerlo", es decir de qué manera se aplican los productos, en qué orden, con qué movimientos, con qué herramientas, etc.

¿QUÉ ES EL DISEÑO EN MAQUILLAJE?

El diseño está emparentado con el dibujo, con el "arte" de la imagen y con la búsqueda de la belleza a través de las formas y del color. Diseñar un maquillaje debe ser una búsqueda personalizada para cada mujer, que tiene su peculiar hermosura. Si hasta ese momento no ha podido verse bella puede deberse a la imposibilidad de saber destacar lo mejor de sí o de disimular sus imperfecciones. Quizás esté optando por maquillajes o peinados que no la favorecen y, por lo tanto, construye una imagen desequilibrada y sin luz.

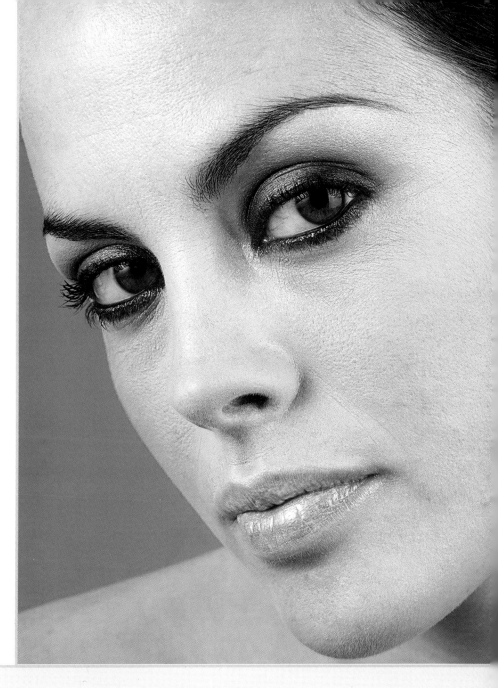

¿QUÉ ES EL MAQUILLAJE SINO LA BÚSQUEDA PLÁSTICA DE LA BELLEZA
DE UN ROSTRO?

Los productos
cosméticos

El mercado de los cosméticos ofrece una enorme variedad de marcas, entre las cuales se encuentran algunas dedicadas especialmente a la producción y cuidado de su línea color. Más allá de la variedad enorme de texturas, colores y efectos que se han desarrollado, lo importante es disponer de un kit de productos básicos indispensables para llevar a cabo un maquillaje profesional.

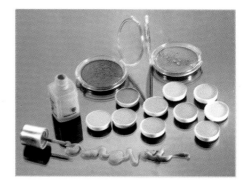

BASES
O MAQUILLAJE
DE FONDO

Sirven para emparejar el tono de la piel, mejorar su aspecto, su tono y su textura. Las hay de diferentes formulaciones: fluidas, en crema, al agua, en mousse y de textura combinada (mezcla crema-polvo), preparadas para cubrir las necesidades específicas de los distintos tipos de piel.

Las bases pueden elegirse según el biotipo cutáneo (pieles grasas, normales, secas o sensibles); según las necesidades correctivas (por ejemplo, para cubrir manchas o para disimular capilares rotos visibles) o también por la búsqueda de un acabado final sobre la piel (efecto mate, satinado o iridiscente).

CORRECTORES

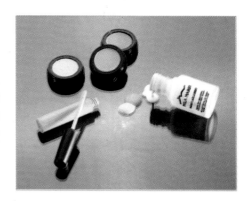

Cumplen funciones correctivas específicas. Por ejemplo, neutralizar los tonos de las ojeras o, por medio de la base, contribuir a emparejar el tono de ciertas imperfecciones de la piel.

POLVOS VOLÁTILES Y COMPACTOS

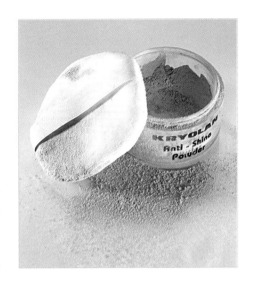

Sellan la base y actúan como una capa aislante entre la "fase cremosa" de las bases y la "fase en polvo" de los rubores y polvos tonalizadores, evitando que estos últimos se adhieran en forma de mancha. Pueden otorgar diferentes efectos de luminosidad y brillo o matificar* por completo la piel.

SOMBRAS PARA PÁRPADOS

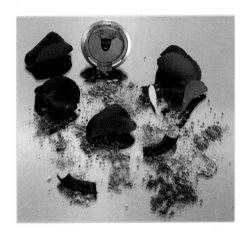

Se presentan en polvos compactos, sueltos, combinados con cremas o sólo en crema. Embellecen el ojo con su color y efectos de luz.

LÁPICES DELINEADORES DE OJOS Y LABIOS

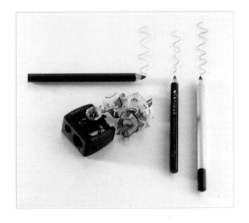

Se utilizan para perfilar tanto los ojos como los labios y rediseñarlos en su tamaño y forma.
Los delineadores de labios sellan el lápiz labial e impiden que éste se "deslice" por las arruguitas que rodean la boca.

(*) Matificar: opacar. Otorgar un aspecto mate.

MÁSCARA DE PESTAÑAS Y TINTAS PARA DELINEADO DE OJOS

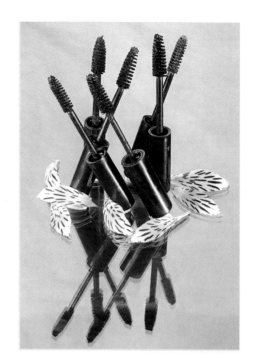

Pueden utilizarse como único elemento cosmético en los ojos. Contribuyen a realzar la mirada y embellecer los ojos de manera natural. Lo ideal es optar por colores acordes con el tono de las pestañas naturales y las cejas.

LÁPICES Y BRILLOS LABIALES

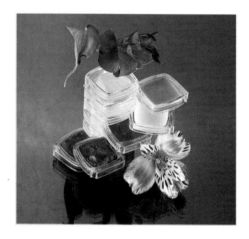

Realzan la boca y el rostro en su conjunto. Además, los que contienen filtro solar y/o componentes hidratantes protegen la delicada piel de los labios.

RUBORES Y TONALIZADORES

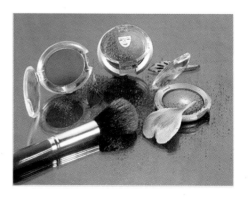

Son polvos compactos que brindan la terminación justa al maquillaje, tonalizando las mejillas y otorgándole a la piel un color vital y saludable.

Los diferentes efectos de los productos cosméticos en la piel

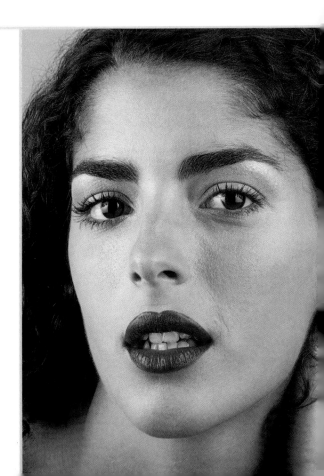

ACABADO MATE

Es aquel que no deja ver ningún brillo, ni destello. La piel está opacada totalmente. El color luce en su máxima expresión.

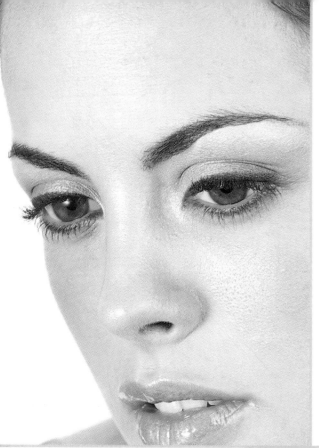

ACABADO SATINADO

Es el que permite ver cierto brillo sutil sobre la piel. Refleja la luz de una manera delicada. Brillo y color no compiten, sino que se potencian.

ACABADO IRIDISCENTE

Es el brillo en su máxima expresión. Brinda maquillajes relucientes y fulgurantes. El color pasa a un segundo plano dando lugar al protagonismo del brillo producido por el rebote de luz en las partículas iridiscentes.

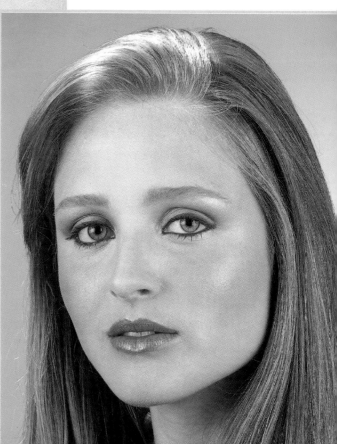

PARA REALIZAR MAQUILLAJES QUE FAVOREZCAN Y RESALTEN LOS RASGOS MÁS BE-
LLOS, EL SECRETO CONSISTE EN SABER COMBINAR ESTOS DIFERENTES EFECTOS DE
OPACIDAD Y BRILLO, EVITANDO PRODUCIR MAQUILLAJES TOTALMENTE OPACOS O AB-
SOLUTAMENTE IRIDISCENTES.

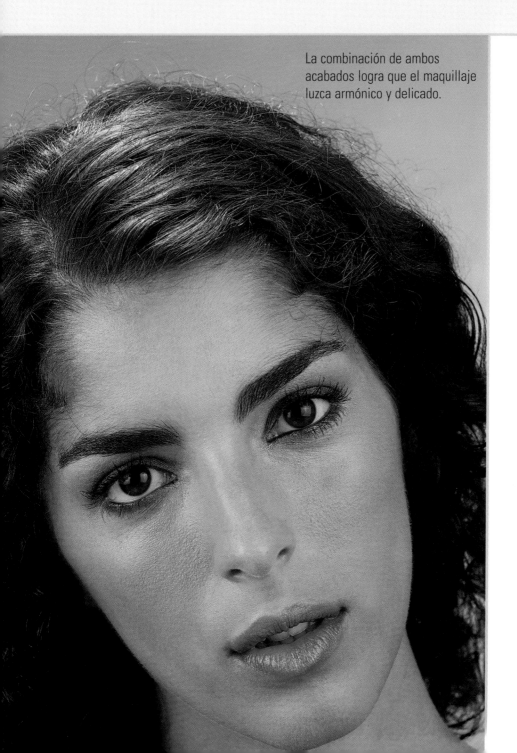

La combinación de ambos
acabados logra que el maquillaje
luzca armónico y delicado.

¿Qué herramientas utilizar?

Para llevar adelante las múltiples técnicas que se realizan para lograr maquillajes profesionales, es necesario armarse de un buen equipo de herramientas.

He aquí una breve descripción de los diferentes instrumentos que hoy son de avanzada en la industria cosmética.

LA PINCELERÍA

La elección del pincel apropiado es lo que marca y define la diferencia, pero únicamente si se conoce y practica suficientemente la manera de manipularlo.

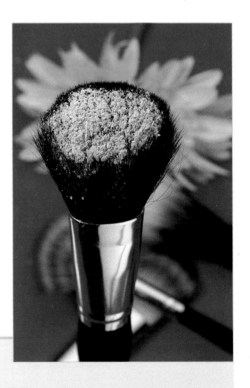

TODA LA PINCELERÍA PARA MAQUILLAJE SE REALIZA CON PELO DE RECUPERO DE LA INDUSTRIA PELETERA O FRIGORÍFICA. NO SE MATAN ANIMALES PARA LA CONFECCIÓN DE ESTAS HERRAMIENTAS. EL PELO ES HIGIENIZADO PROFUNDAMENTE CON TÉCNICAS DE ESTERILIZACIÓN PARA QUE LA APLICACIÓN DE LOS COSMÉTICOS SEA HIGIÉNICA E INOFENSIVA.

LOS PINCELES Y LAS PINCELETAS DE FIBRA SINTÉTICA

Los pinceles y pinceletas sirven para aplicar productos cremosos (bases, correctores, sombras en crema y labiales).

Son sumamente suaves y agradables al tacto.

Para las bases de última generación, denominadas "reflex", lo ideal es trabajar con buenas pinceletas de fibra que imiten al pelo natural. Por su conformación, estas fibras transfieren los pigmentos y las texturas de los productos, sean éstos de satín o irisdiscencia.

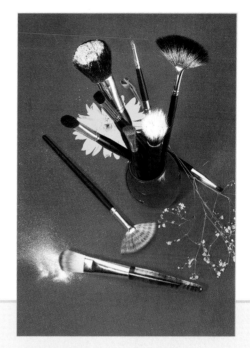

SI SE DESEA UN MAQUILLAJE INTENSO Y MARCADO, LOS PINCELES DE PELO DE MARTA SON LOS IDEALES POR SER SUAVES Y DE CERDA CORTA, AUNQUE SE PUEDE RECURRIR A FIBRAS QUE LO IMITEN.

LOS PINCELES Y LAS PINCELETAS DE PELO NATURAL

Existen de variados tipos de pelo, formas y tamaños, aunque siempre debemos optar por aquel que nos permita lograr de manera óptima el objetivo técnico: esfumar, definir, velar, neutralizar.

La forma del pincel ideal será aquella que se adapte mejor a la mano del maquillador.

Los hay de forma de lengua de gato, almendrados o chanfleados, también llamados anatómicos.

Para trabajar en zonas reducidas y que requieran precisión, se recomienda utilizar los pinceles pequeños, de pelo corto y compactado con puntas naturales, o sea, que no han sido recortados.

PARA LOGRAR MAYOR ESFUMATURA O PARA LLEVAR A CABO LA TÉCNICA DEL "VELADO" SON IDEALES LOS PINCELES DE PELO MÁS LARGO QUE HACEN UN JUEGO DE MOVIMIENTO SOBRE LA PIEL. LOS HAY, POR EJEMPLO, DE MEZCLAS DE PELO DE ARDILLAS Y VISÓN.

PARA DELINEAR SE RECURRE A LOS
PINCELES *LINERS*, LOS QUE SUELEN
SER DE PELO NATURAL O DE FIBRA
SINTÉTICA SUMAMENTE SUAVE, CON
POCOS PELOS Y DE PUNTA AFILADA.

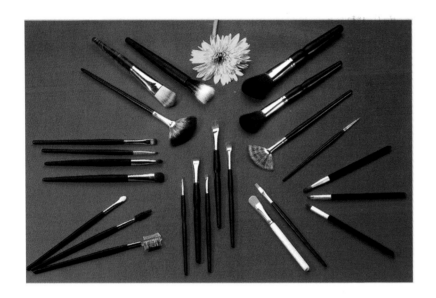

LAS BROCHAS Y LOS BROCHONES

Sirven para la aplicación de polvos, tanto
los volátiles o compactos como los rubores. Deben ser de pelo natural o de fibras
que lo imiten en suavidad.

Según el tipo de pelo, el resultado técnico
será distinto por lo que la elección de una
u otra dependerá del efecto buscado. Por
ejemplo, el pelo de chivo carga mucho material, mientras que las brochas de pelo de
ardillas cargan menos.

Las de fibra óptica (pelo sintético) tienen
la peculiaridad de lograr máximo lustre
cuando se utilizan cosméticos con polvos
satinados o iridiscentes.

PARA REALIZAR LA TÉCNICA DE NEU-
TRALIZACIÓN (QUE SE EXPLICA EN
ESTE MISMO CAPÍTULO), LOS PINCE-
LES RECOMENDADOS SON LOS DE
PELO DE PONY CORTOS Y FIRMES.

APLICADORES DE GOMA ESPUMA O LÁTEX

Resultan muy prácticos para aplicar las sombras en el párpado móvil e ideales para principiantes e inexpertos.

Para expandir las bases o los correctores en crema o fluidos se puede recurrir a las esponjas de látex. Las hay de variadas formas. Se podrá elegir la que resulte cómoda de manipular para llegar con su forma a las zonas más pequeñas del rostro como el contorno de los ojos o la zona del lagrimal. Las de goma espuma son ideales para los productos que se trabajan con agua, mientras que las vegetales se utilizan para hidratar la piel que ha sido empolvada, a fin de darle una terminación blanda y suave.

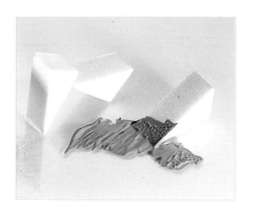

OTROS ELEMENTOS A TENER EN CUENTA

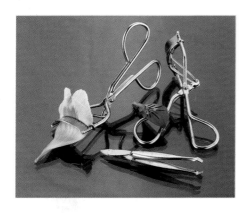

Existen otros elementos que completarán el maquillaje de manera más precisa y perfecta como el cepillo para cejas, el arqueador de pestañas, y un cisne de felpilla para retocar el maquillaje con polvos compactos.

Es recomendable incluir en el kit de maquillaje otras herramientas accesorias como los sacapuntas, la pinza de depilar y un espejo con aumento.

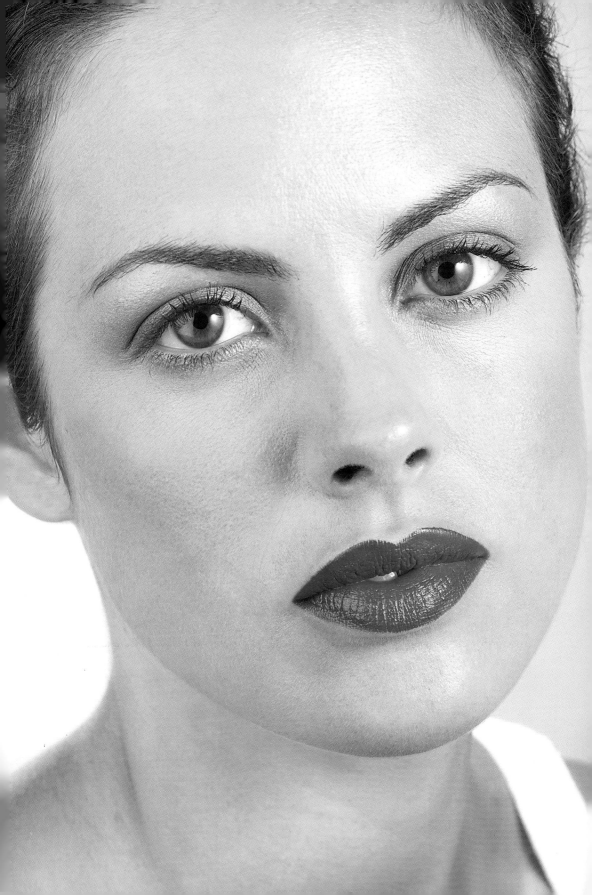

Requisitos para un buen maquillaje

Para poder desarrollar un hermoso maquillaje buscaremos mejorar el aspecto general del rostro y embellecerlo de manera estratégica a través de las siguientes premisas básicas.

- Mejorando la expresión y las formas del rostro con los diseños apropiados, encontrando el mejor trazo de dibujo general, buscando equilibrio entre las facciones y armonía general en las formas.

- A través de la ley del claroscuro que señala que: "todo lo claro agranda, da volumen y avanza hacia el ojo del espectador, mientras que lo oscuro retrocede, achica, y se hunde", otorgándole al rostro energía y vitalidad por medio de un buen uso del color.

LA LEY DEL CLAROSCURO

Para comprender el ABC del diseño en maquillaje, es necesario partir de la ley del claroscuro, que es el pilar de cualquier obra de dibujo y pintura, con la cual se logra la tridimensión, la profundidad, la veracidad y riqueza del dibujo o la pintura.

Esta ley es fundamental en el maquillaje, ya que con el juego de claroscuros modelamos un rostro, lo perfeccionamos, minimizamos volúmenes y agudizamos profundidades, poniendo en luz lo que está en sombra, y disimulando con oscuridad aquello que posee luz en exceso.

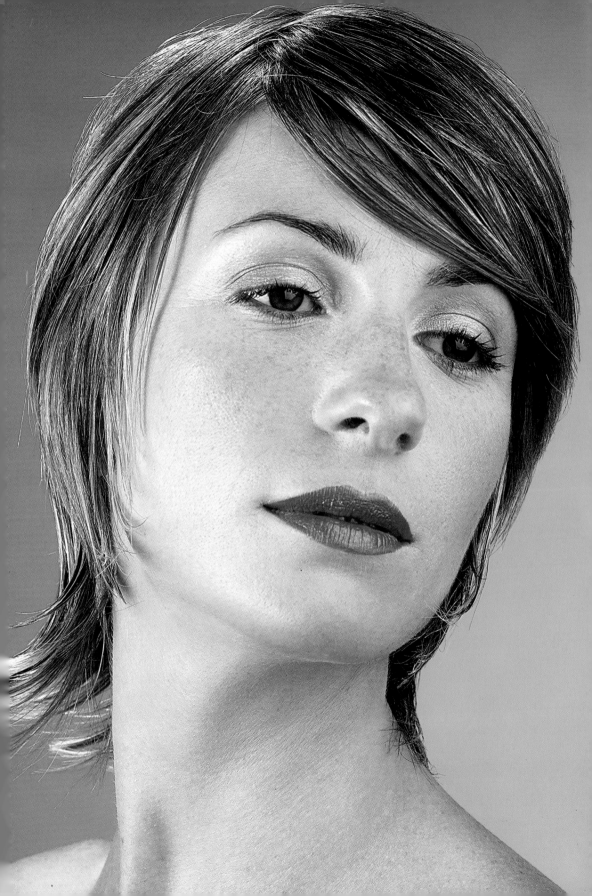

El color

Todos los colores son aplicables para todas las mujeres, ya se trate de morenas, rubias, pelirrojas o castañas.

Dado que existe una infinidad de combinaciones posibles entre colores de pelo, ojos y pieles se haría complicado y engorroso armar un cuadro-guía para saber con qué paleta maquillar.

La elección de los tonos debe realizarse en función del tono de la piel de la mujer en el momento del maquillaje, sabiendo que, quizás un tiempo después, recurra a otro tono de base cuando esté bronceada.

Si bien todos los colores son factibles de ser utilizados, será la claridad u oscuridad de un color y su "temperatura" lo que hará que luzca mejor en un tipo de mujer u otra.

LA TEMPERATURA DEL COLOR

La temperatura del color es un atributo de la luz, es decir que tiene relación con la incidencia de ésta al reflejarse sobre una superficie.

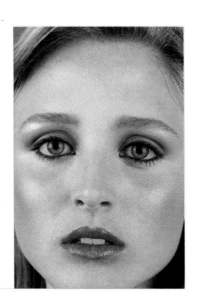

LOS COLORES CÁLIDOS

Los colores cálidos son aquellos que contienen más amarillo que azul en su composición.

Por ejemplo: los amarillos, los naranjas y los verdes cálidos (con más de amarillo que de azul en su composición).

En este ejemplo de maquillaje cálido, los ojos sombreados con naranjas y dorados combinan con la calidez de los labios apenas coloreados con brillos rosa asalmonado.

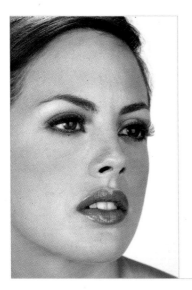

LOS COLORES FRÍOS

Son los que contienen más azul que amarillo en su composición. Se trata de los azules, los violetas y los verdes fríos (con más porcentaje de azul en su composición).

Este maquillaje está realizado con una paleta fría, con la presencia de violeta tanto en los ojos como en los labios.

LOS COLORES NEUTROS

Consideraremos colores neutros a los marrones, el beige y los tonos piel.

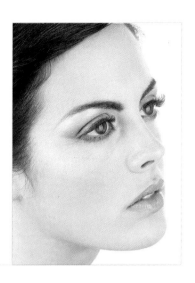

Esta paleta de tonos neutros ofrece un maquillaje muy "tranquilo" por la familiaridad con el tono de la piel, de los ojos y del cabello. El maquillaje luce natural y delicado.

LOS ACROMÁTICOS

El negro, el blanco y el gris conforman la paleta acromática.

Esta opción permite maquillajes impactantes y definidos, perfectamente combinables con una indumentaria de pleno color o bien para otra igualmente nula de color.

LOS ROJOS

Los rojos son ardientes por supremacía y, a la hora de su utilización, se obtendrán maquillajes intensos y fuertes.

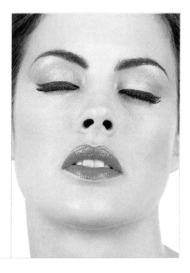

La sensualidad del rojo les sienta muy bien a todas las mujeres. Deberá cuidarse el equilibrio en la intensidad entre el color de las sombras y el del lápiz labial para no producir un maquillaje recargado.

LA INTENSIDAD DEL COLOR EN EL MAQUILLAJE

Para una utilización armónica del color, les aconsejamos dividir el rostro en dos zonas o ejes.

- La superior, zona de color de los ojos;
- la inferior, zona de color de la boca.

Lo ideal, para lograr maquillajes armónicos y equilibrados desde el color, es trabajar con la misma temperatura en ambos ejes.

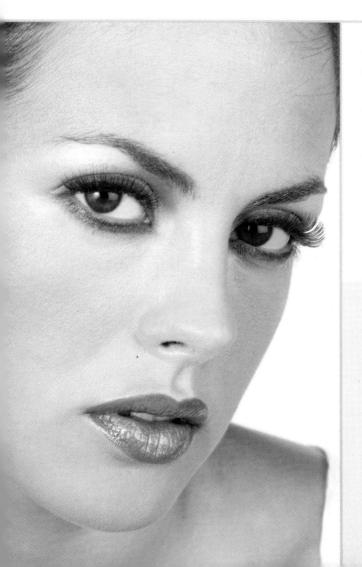

ATREVERSE AL COLOR

En muchas ocasiones, el trabajo con temperaturas diferentes posibilita lograr maquillajes impactantes y ricos, siempre que uno de los dos ejes tenga un valor claro y suave.

A LA HORA DE COMPONER UN MAQUILLAJE SIEMPRE HAY QUE CONSIDERAR EL TONO DEL CABELLO. EN ESTE CASO, EL MAQUILLAJE DE LABIOS Y EL TONO CÁLIDO DE LA PIEL ENGAMAN PERFECTAMENTE CON EL COLOR DEL CABELLO, DESTACANDO AÚN MÁS EL SOMBREADO FRÍO.

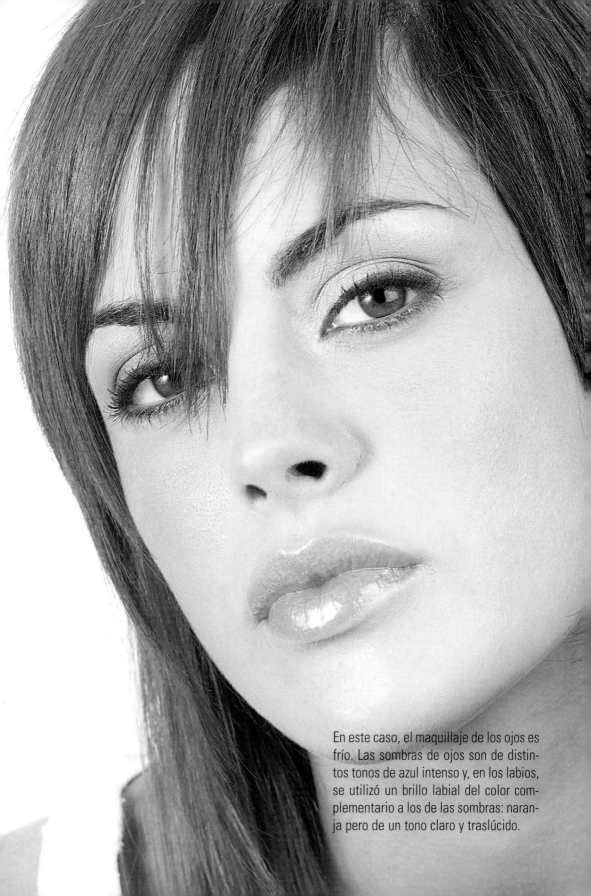

En este caso, el maquillaje de los ojos es frío. Las sombras de ojos son de distintos tonos de azul intenso y, en los labios, se utilizó un brillo labial del color complementario a los de las sombras: naranja pero de un tono claro y traslúcido.

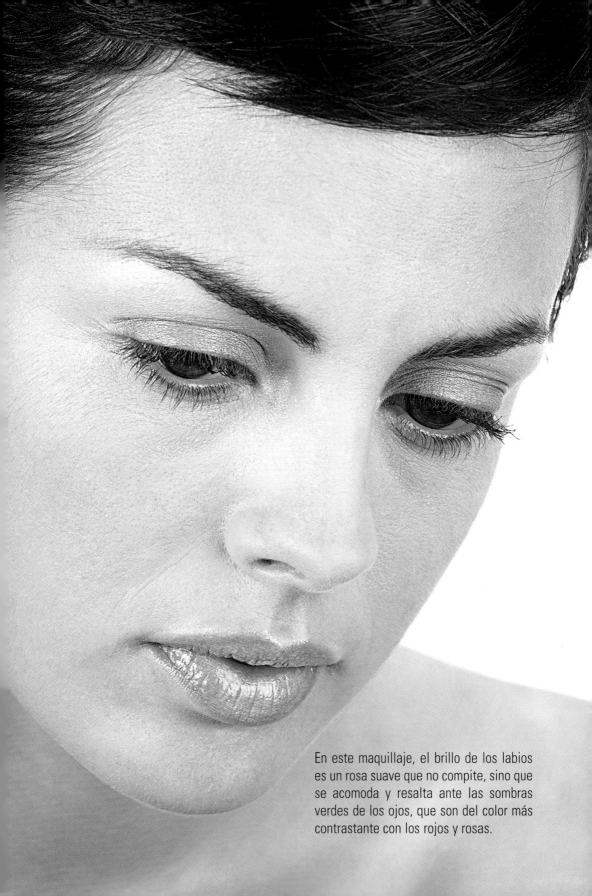

En este maquillaje, el brillo de los labios es un rosa suave que no compite, sino que se acomoda y resalta ante las sombras verdes de los ojos, que son del color más contrastante con los rojos y rosas.

EL EQUILIBRIO
EN LA INTENSIDAD

En la utilización del color en maquillaje es muy importante el equilibrio en la intensidad del color y el valor de claridad u oscuridad de los tonos utilizados.

Para que los maquillajes no queden recargados, una forma muy eficaz para encontrar equilibrio y armonía en la imagen, es darle fuerza e intensidad sólo a una de las dos zonas de color (ojos o boca).

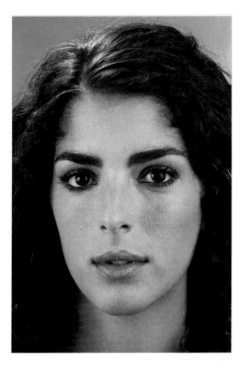

Si en los ojos trabajamos con oscuridad, en los labios deberemos optar por claridad o tonos tranquilos.

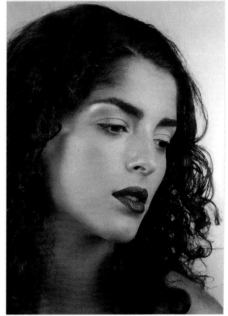

Si fuera a la inversa, en bocas intensas, los ojos lucirán mejor con un maquillaje sutil.

EL COLOR Y SU FUNCIÓN CORRECTIVA

Hay colores que, por ser radicalmente opuestos en la rueda cromática, tienen la peculiaridad de resaltarse y potenciarse mutuamente cuando están cercanos.
Estas duplas de colores se denominan complementarias y son las siguientes:

- el AZUL y el NARANJA;

- el AMARILLO y el VIOLETA;

- el ROJO y el VERDE.

El azul es el color primario que NO participó en la formación del secundario NARANJA.

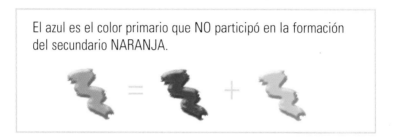

El amarillo es el color primario que NO participó en la formación del VIOLETA.

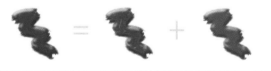

El rojo es el color primario que NO participó en la formación del VERDE.

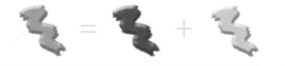

Estos colores, al estar posicionados de manera cercana, se resaltan mutuamente. Nada tienen en común y sus temperaturas son opuestas.
Si consideramos lo anteriormente dicho podemos afirmar que para destacar el color de los ojos celestes pueden utilizarse sombras y lápices de ojos que pertenezcan a la gama* del naranja (pues el azul y el naranja son complementarios).

(*) Gama: toda la gradación de un mismo color desde el más claro al más oscuro.

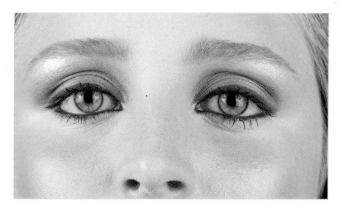

Para destacar los ojos celestes utilizaremos sombras de la gama del naranja.

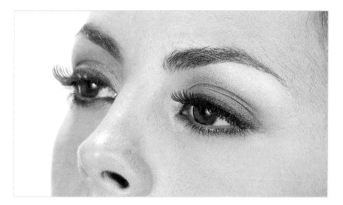

Para destacar los ojos color miel, que son familiares al amarillo, utilizaremos la gama del violeta.

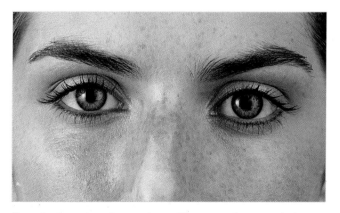

Para destacar los ojos verdes, utilizaremos la gama de los rojos (rosas, bordó).

LA LEY DE NEUTRALIZACIÓN DE LOS COLORES

Otra particularidad de las duplas complementarias es la capacidad de anularse mutuamente si se mezclan entre sí. Esto significa que si mezclamos partes iguales de pigmento rojo con verde, o de azul con naranja o de amarillo con violeta, se obtiene el marrón.

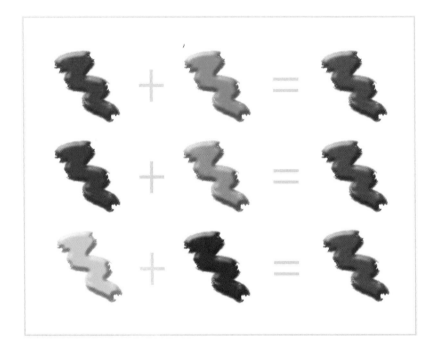

Esta función del color es muy útil a la hora del maquillaje. Posibilita múltiples correcciones ya que la piel humana es de la familia de los neutros marrones y sus variantes. Cuando en el rostro se presentan problemas de coloración, como en el caso de las ojeras muy intensas o las pieles enrojecidas, recurrimos a la capacidad de neutralización de los colores complementarios. O sea, elegiremos el maquillaje del color complementario al del problema, logrando llevar el color de la zona corregida al tono de la piel.

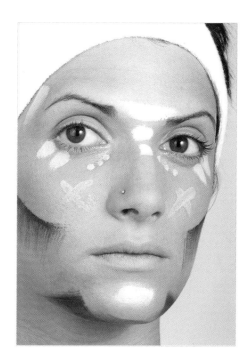

Cuando las ojeras son de tendencia vio-
lácea, el corrector ideal es aquel que
contiene pigmentos amarillos a fin de
neutralizar la ojera hacia el tono beige
de la piel.

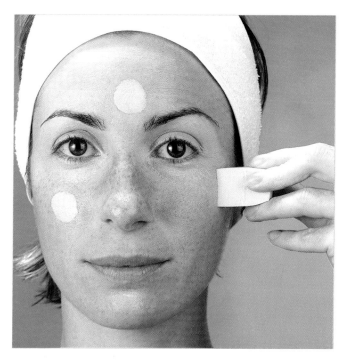

Si se trata de pieles enrojecidas, el corrector ideal para aplicar
es el de color verde. También se puede emplear corrector de
color amarillo mezclado en pequeña dosis con la base del tono de la piel.

Consejos y secretos sobre el uso del color

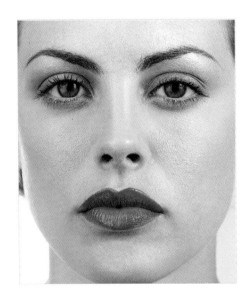

Las sombras de tonos naranjas, salmones y marrones cálidos, como el terracota, el ocre y el cobrizo, combinan con casi todos los tipos de piel y dan energía a la mirada. Sólo tendremos que cuidar que, en las pieles que tiendan a enrojecerse, debemos utilizarlas sólo si han sido corregidas previamente y ha desaparecido la tonalidad rojiza.

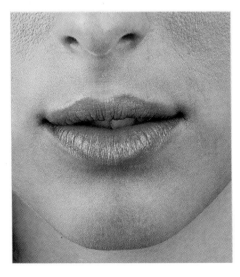

Los labiales de tono rosa "carne" son comodines ideales para resolver cualquier tipo de maquillaje y para cualquier gama de color de sombras. Asimismo, si el tono natural del labio es intenso, hay que aprovecharlo, dándole sólo un velo de brillo incoloro para destacarlo.

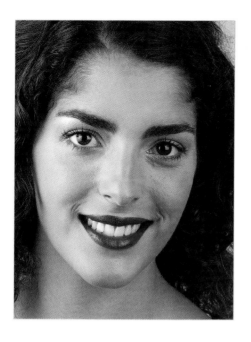

En el caso de dentaduras manchadas o amarillentas debemos evitar los labiales que contengan pigmentos azulinos, como los violetas o alilados, ya que potenciarán el tono amarillento de la dentadura. Por el contrario, ante una dentadura radiante, perfecta y blanca, nada mejor que los labiales violáceos, alilados o fucsias ya que su contenido de azul aumentará la blancura y dará un marco extraordinario a la sonrisa.

En aquellas mujeres cuyos labios son, naturalmente, de un tono morado oscuro, los lápices labiales tienden a oscurecerse. Para ellas, lo ideal son los labiales bien pigmentados que cubran totalmente el tono de la piel. También pueden optar por labiales traslúcidos con pigmentos naranjas y dorados que ayudarán a contrarrestar el tono natural de la boca.

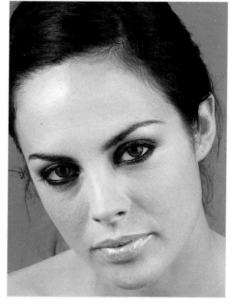

Los tonos oscuros empequeñecen y reducen. Utilice esta consigna para lograr maquillajes correctivos. Por ejemplo, si sus ojos son pequeños no utilice sombras oscuras porque hará que se vean más pequeños. Por el contrario, si sus ojos son "saltones" las sombras oscuras son ideales para darles apariencia más rasgada y proporcionada.

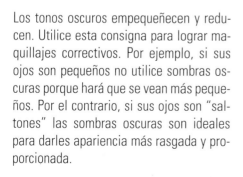

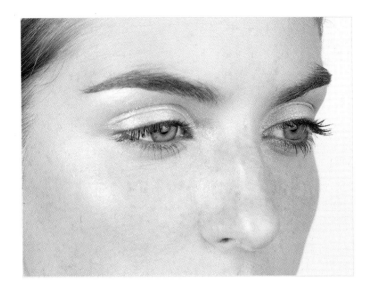

Si elige colores de sombras idénticos al color de los ojos, logrará maquillajes armónicos y delicados, aunque también correrá el riesgo de apagar su vitalidad y quitarle protagonismo a la mirada.

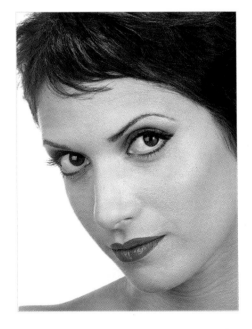

Es preferible recurrir a la misma temperatura de color entre maquillaje y vestimenta. Sin embargo, no es aconsejable repetir en los ojos el color del vestido si el mismo fuera de un color muy fuerte ya que el aspecto general parecerá recargado.

Cuando el tono del cabello es muy intenso opte por maquillajes que armonicen con su temperatura.

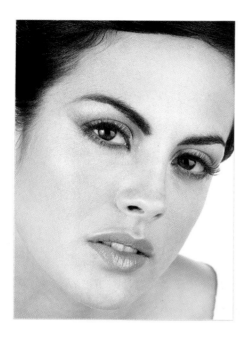

Si el rostro se ve cansado, con ojeras, y sus líneas naturales pronunciadas por el agotamiento, prefiera la utilización de una paleta luminosa y neutra. El perla irisado, el vainilla o el marfil de las sombras despejarán la mirada y el rostro se verá radiante.

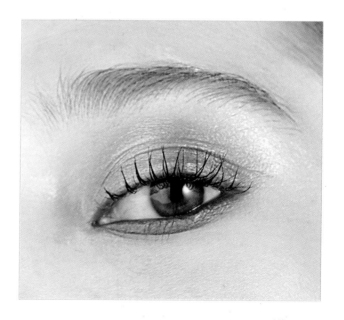

Los sombreados diseñados con más de un tono resultan más naturales que aquellos donde se ha aplicado uno solo de ellos. Esto se debe a que el juego de claroscuros entre sombras produce el efecto óptico de la tridimensión. En cambio, un solo color puesto de manera uniforme en todo el ojo logra aplanarlo, ofreciendo un aspecto poco natural.

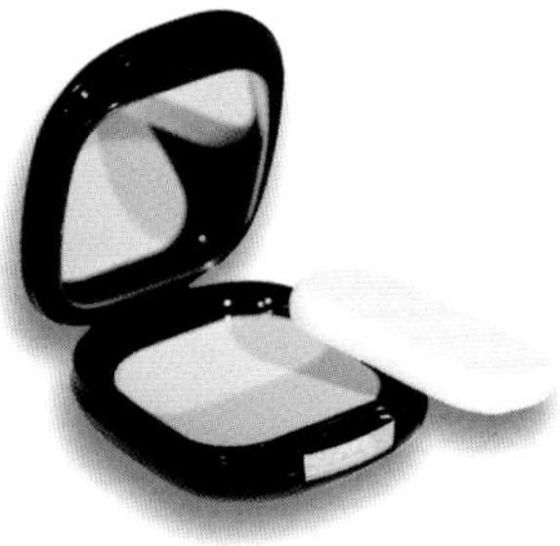

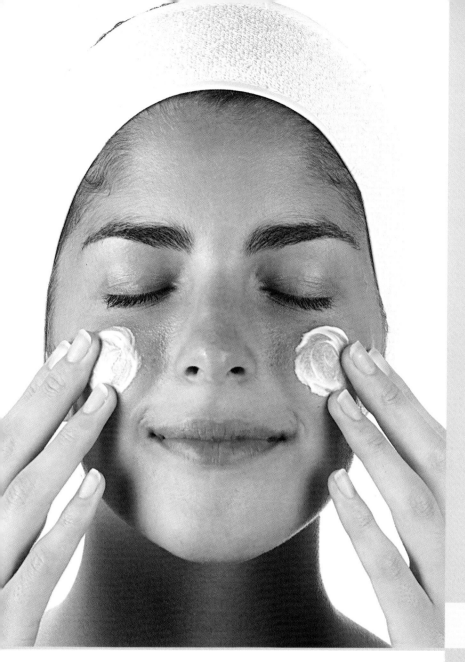

La piel

La preparación para el maquillaje

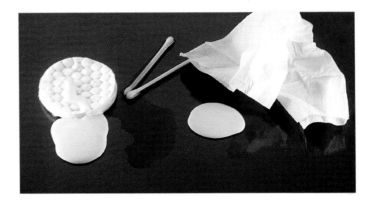

Sea cual fuere el tipo de piel es conveniente, día tras día, antes del maquillaje, limpiar e hidratar perfectamente el cutis.
Una vez terminada la jornada, se deberá reacondicionarla.

Para lucir una tez saludable es necesario protegerla de factores nocivos como el sol, el tabaco, la mala alimentación y realizar una correcta elección de los productos que se van a utilizar.
Los pasos fundamentales que requiere la piel para su cuidado son los siguientes:

1) Demaquillar los labios, en primer lugar, con un papel tisú suave y limpio, si tuvieran lápiz labial.

2) A continuación, retirar el maquillaje de los ojos con un aceite específico, de manera circular, con cuidado de no friccionar demasiado sobre la delicada piel de la zona.

3) Una vez limpios los ojos, demaquillar la piel del rostro con una leche de limpieza, realizando movimientos circulares y ejerciendo suave presión para remover el maquillaje, las impurezas y la suciedad.

4) Retirar los restos de aceite y leche demaquillante con algodones embebidos en agua a temperatura ambiente, tantas veces como sea necesario para que no queden restos de grasitud.

5) Aplicar topicaciones con una mota de algodón utilizando la loción indicada para cada tipo de piel: si es grasa, con loción astringente; si es seca o está deshidratada, con loción hidratante y, si se trata de una piel sensible, con una balsámica o descongestiva.

6) Por último, acondicionar la piel con un fluido hidratante.

EMBELLECER LA PIEL CON MAQUILLAJE

La base de maquillaje es el producto que permitirá que la piel se vea pareja, iluminada y perfecta en su coloración y textura, pero lo más natural posible.
Este es el paso en el proceso del maquillaje que más habilidad requiere en la aplicación ya que no debe verse el producto sino la piel espléndida, aun si la base elegida fuera de consistencia densa e hiperpigmentada.

NO TODAS LAS PIELES NECESITAN BASE DE MAQUILLAJE. SI SON BELLAS Y LOZANAS, LUCIRÁN MEJOR DESNUDAS Y SIN VELOS.

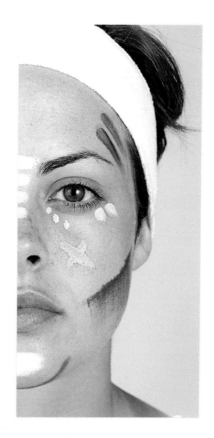

CAPACIDAD DE COBERTURA Y EFECTOS

De acuerdo con el tipo de piel que se irá a maquillar y según sus características se deberá optar por un tipo u otro de base, según su capacidad de recubrimiento y acabado final.

La capacidad de cobertura de una base es su potencialidad para dejar ver debajo de sí las características de la piel.

Cuanta más concentración de pigmentos y de polvos tenga una base, mayor será su capacidad de cobertura.

Cuando la piel es lozana y sin imperfecciones, una base de liviana formulación la dejará lucir saludable, permitiendo ver pecas y lunares (siempre que éstos sean atractivos) y realzando así su hermosura peculiar.

Hay ciertas pieles que presentan manchas oscuras amarronadas. En algunos casos, se encuentran dispersas por todo el rostro y, en otros, como grandes manchas localizadas.

Para estos casos, lo ideal es trabajar con bases hiperpigmentadas que permitan ocultar el problema de una vez y con un solo producto, aunque con destreza en el uso de bases correctivas de colores habano y naranja pueden obtenerse similares resultados

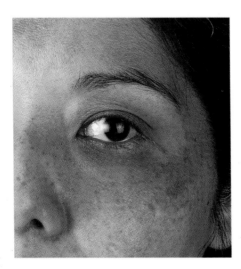
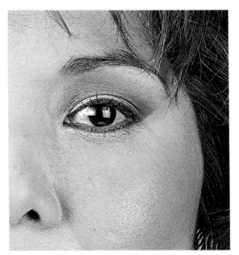

LAS BASES SEGÚN
EL TIPO DE PIEL

La elección de la base requiere, además de la búsqueda de un tipo de acabado y efecto, confortabilidad y duración, dependiendo esto último de haber escogido una base de apropiada consistencia y formulación.

- Para las pieles grasas, se deben escoger bases fluidas, libres de aceites u *oil free*.

- Si la piel es seca correrán mejor las bases cremosas más consistentes.

- Para las sensibles se deberán utilizar formulaciones especialmente ideadas, sin perfumes ni irritantes potenciales.

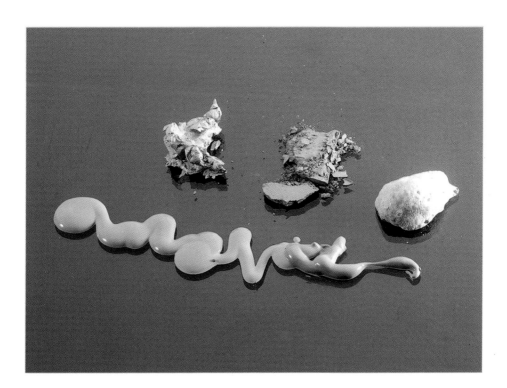

La aplicación
de la base

Una vez preparada la piel, empezaremos a trabajarla con bases y correctores de diferentes valores de claridad y oscuridad, buscando que la tonalidad del rostro se vea pareja en toda su extensión y que no surjan diferencias en la piel a la vista.
La que se confunda con la tez es la apropiada.

- Aplicar varios punteos de base en la frente, en las mejillas, en el mentón y en el cuello. De esta forma, saltará a la vista cuál es el tono justo.

- Trabajar la base con dos técnicas, según la necesidad: "por arrastre" o "esponjeado". La primera de ellas consiste en esfumar bien el producto sobre la piel para lograr mayor transparencia.
  En cambio, en el "esponjeado" se trabaja con la esponja o con pinceleta haciendo pequeños golpecitos y acumulando el producto por zonas, buscando mayor capacidad de cobertura.

- Es muy importante que se esfume la base muy bien en las terminaciones del rostro y cuello para que no queden rayas o diferencias de tonos indeseables. Para ello, es ideal humedecer los dedos limpios o trabajar con una esponja nueva hidratada para desparramar bien los contornos.

42

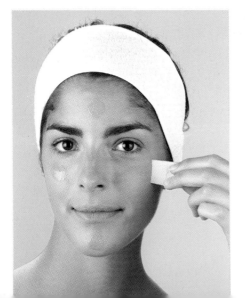

EL ORDEN DE APLICACIÓN DE LOS CORRECTORES Y LAS BASES SE PUEDE ALTERAR YA QUE, AL SER PRODUCTOS EN CREMA, SE FUNDEN MUY BIEN ENTRE SÍ Y NO REQUIEREN UN ORDEN DE APLICACIÓN OBLIGATORIO.

Encontrar el tono justo de la base no es tarea sencilla ya que, por lo general, la tonalidad de los rostros es diferente a la de los cuellos. A su vez, en la cara se observan distintas tonalidades entre la frente, las mejillas o el mentón.

Partiendo de la premisa de que es posible mezclar distintos tonos de bases para hallar el buscado, es necesario no solamente evaluar la claridad u oscuridad de la base en relación al tono de la piel a maquillar, sino también encontrar la "temperatura" de la base, de modo que resulte idéntica al tono de la piel, como también para buscar aquella que neutralice un rostro muy rosado, o bien que le dé calidez a otro cetrino.

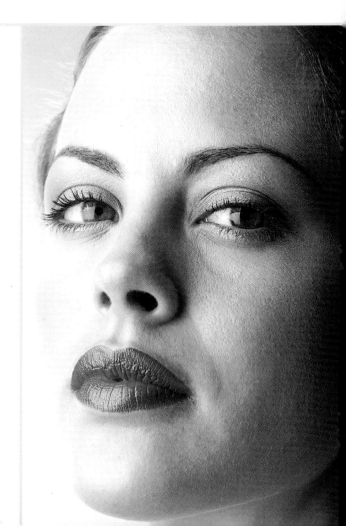

PONER EN LUZ
LO QUE ESTÁ EN SOMBRA

Una instancia en el proceso del maquillaje
es la de aplicar base o correctores siguien-
do las reglas del claroscuro, antes o después de la búsqueda que ya se emprendió
al emparejar los tonos de la piel.

Ahora la necesidad es "poner en luz" las
zonas hundidas por los relieves de la es-
tructura ósea o de la musculatura.

Optando por bases o correctores uno o dos
tonos más claros que el tono hallado para
cubrir la piel, y aplicándolos estratégicamente en las zonas deprimidas, se podrá
reacomodar los volúmenes y despejar
sombras.

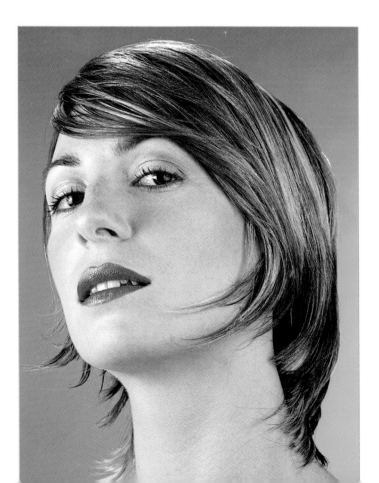

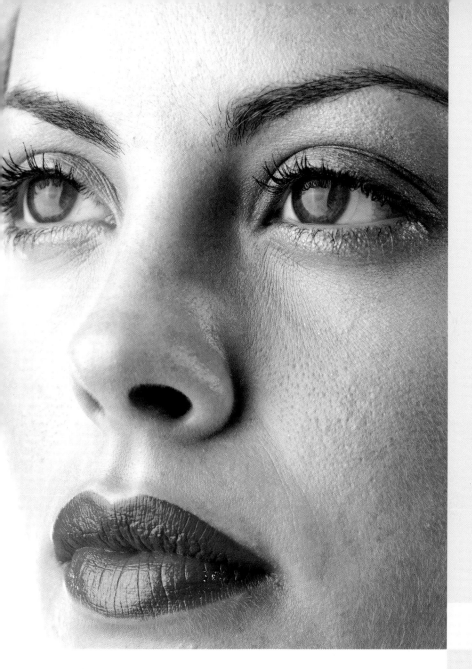

Las cejas

Las cejas son el marco de los ojos y, a su vez, su forma y la altura de su arco ofrecen una expresión general al rostro.

Por ejemplo, un arco muy anguloso y alto puede dar una expresión de "astucia". Por el contrario, una ceja con poco arco y oblicua puede ofrecer la expresión de tristeza o ingenuidad.

Por ello es muy importante, a la hora de depilarlas, cuidar que el arco se encuentre ubicado en el lugar correcto para no generar expresiones poco sentadoras.

Contamos con una serie de medidas de referencia para poder encontrar la altura, el nacimiento, la terminación y el largo ideal de la ceja.

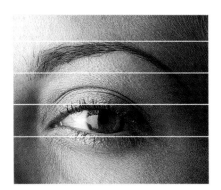

Colocando el rostro en 3/4 perfil, debemos calcular el tamaño del ojo abierto, desde la línea de pestañas superiores a las inferiores.

Una vez trazada esa medida, la proyectaremos dos veces hacia arriba. En ese tercer espacio debería estar ubicada la ceja.

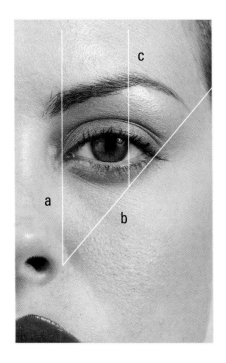

Para conocer las dimensiones de largo (nacimiento, altura del arco y terminación de la ceja), trazamos varias medidas de referencia, en este caso, con el rostro de frente.

a) Una línea imaginaria desde la aleta nasal que pasa por el lagrimal y se proyecta hacia arriba. Allí estará ubicado el nacimiento de la ceja.

b) Una línea imaginaria desde la aleta nasal que pasa por la comisura externa del ojo y se proyecta hacia arriba. Allí se localizará la terminación de la ceja.

c) Una línea imaginaria desde la terminación del iris que se proyecta hacia arriba. Allí se localizará la zona más alta de la ceja (el arco).

46

EJEMPLOS DE CEJAS DEPILADAS DE ACUERDO CON LAS LÍNEAS REFERENCIALES

Antes

Después

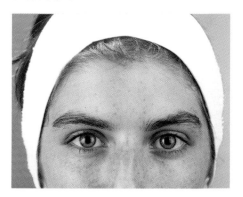
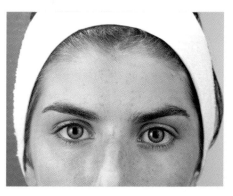

Antes

Después

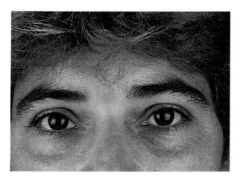
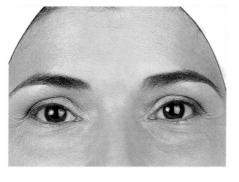

Producto de reiteradas depilaciones que han acabado con el nacimiento del pelo, o bien por la presencia de cicatrices en la zona, las cejas despobladas requieren de un maquillaje sutil e imperceptible que mejore el aspecto y les devuelva su forma natural.

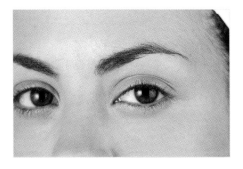

La ceja, al natural. La imagen permite ver cómo se ha acortado su longitud.

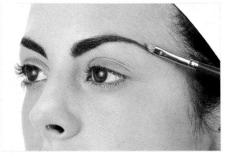

Se trabaja con un pequeño pincel de pelo natural o de fibra, corto y compactado, haciendo pinceladas cortas con sombras mate del mismo tono del pelo.

El dibujo se hará tratando de lograr el largo ideal y ubicando el arco en la posición adecuada.

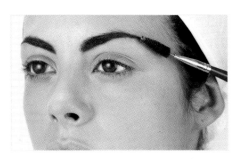

Existen cepillos, como el que se observa en la fotografía, que permiten peinar las cejas y darles una terminación prolija.

EN EL MERCADO COSMÉTICO SE CONSIGUEN LÁPICES ESPECÍFICOS PARA LAS CEJAS CUYA MINA ES MÁS DURA Y SECA QUE LA DE UN LÁPIZ PERFILADOR DE OJOS. POR SU CONSISTENCIA SE LOGRA UN EFECTO NATURAL SI SE VAN DIBUJANDO PEQUEÑOS TRAZOS A MODO DE PELITOS.

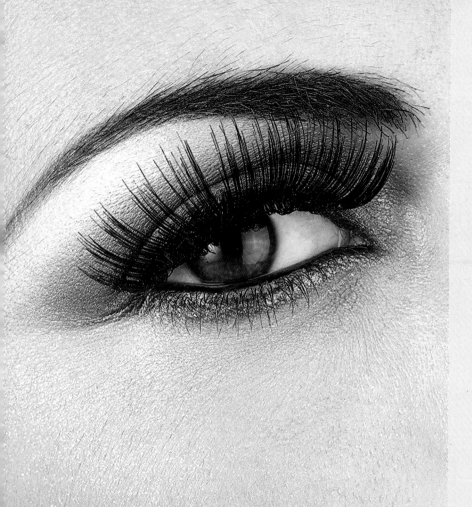

Los ojos

EL PRODUCTO ADECUADO

El producto preferido y específico para el maquillaje de párpados es la sombra compacta. Existen otras formulaciones, como por ejemplo, las sombras sueltas (polvos volátiles iridiscentes), sombras en crema, sombras fluidas con acabados aterciopelados o en presentación de crayón.
Según sea la formulación del producto existirán diferentes maneras de aplicarlo.

LOS POLVOS SE DESLIZAN SOBRE OTROS
CON FACILIDAD Y, EN CAMBIO, SE ADHIE-
REN FUERTEMENTE SOBRE LAS CREMAS.

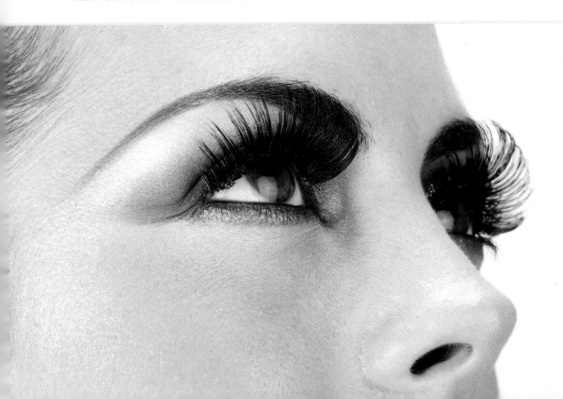

DISEÑOS DE MAQUILLAJE DE OJOS

El maquillaje de los ojos permite recurrir a un gran espectro de diseños, colores y efectos.

Tomaremos tres diseños básicos que nos servirán como punto de partida para recrear otros diferentes. La elección de uno u otro dependerá básicamente de la forma de los ojos y de la cercanía de éstos a las cejas. Los denominaremos diseño 1, 2 y 3, solamente a los efectos de esquematizar tres ejemplos básicos que nos permitirán luego recrearlos y adaptarlos a diferentes rostros, utilizando variadas paletas de colores.

Diseño 1

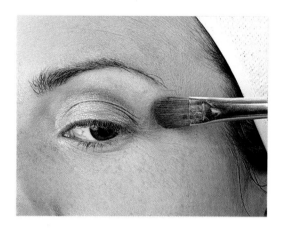

El diseño 1 es aquel que concentra el color en el globo del ojo, maquillando el párpado móvil con mayor intensidad y definición. No avanza hacia el párpado superior, sino que deja a este último desnudo o apenas trabajado con una suave pátina de sombra vainilla o marfil, sólo a los efectos de ampliar la zona o de iluminarla.
Este diseño es ideal para mujeres cuyas cejas están muy cercanas al ojo.

Diseño 2

Llamaremos diseño 2 a aquel en el que, además de maquillar el párpado móvil, las sombras ascienden hacia el párpado superior.
Este diseño es ideal para aquellos ojos cuyas cejas están correctamente distanciadas (véase página 46, en el capítulo sobre cejas).

Este diseño también es apropiado para corregir los ojos "encapotados", es decir, aquellos cuyos párpados superiores caen sobre los párpados móviles cubriéndolos parcialmente.

Para lograr dicha corrección trabajaremos con tonos oscuros, mates o levemente satinados que ayuden a retraer el volumen del párpado superior. Son ideales las gamas de los marrones y grises mates, aunque también se puede llegar al mismo resultado utilizando tonos fríos como los azules y los violetas.

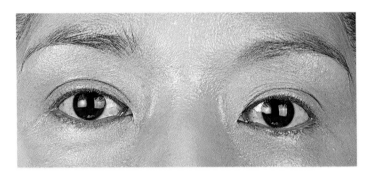

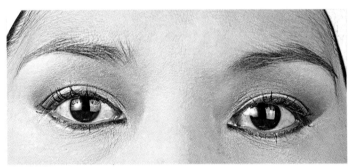

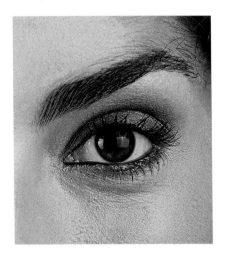

Denominamos diseño 3 a aquel que envuelve al ojo en todo su contorno, maquillando el párpado móvil y el párpado inferior.

A ESTE DISEÑO SE LO DENOMINA "SMOKY EYES" SI LOS TONOS UTILIZADOS SON EL GRIS HUMO, EL CARBÓN O EL NEGRO.

Sea cual fuere la técnica a utilizar para sombrear sólo se debe cargar el pincel o aplicador de goma espuma con la cantidad justa de sombra elegida, ya que si aplicamos poca cantidad sólo lograremos dejar el párpado con aspecto manchado o "jaspeado". Por el contrario, si es demasiada la cantidad, haremos que el excedente caiga en la zona de las ojeras, manchando el maquillaje.

NUNCA SE DEBEN "SOPLAR" LOS PINCELES PARA RETIRAR LA CARGA EXCEDENTE YA QUE SE TRATA DE UNA ACCIÓN POCO ASÉPTICA. ES MEJOR DESCARGARLOS CON GOLPECITOS O RETIRANDO EL SOBRANTE SOBRE UN PAPEL.
LA PRÁCTICA Y EL CONOCIMIENTO DE LAS CARACTERÍSTICAS DE LOS PRODUCTOS —COMO SU CONCENTRACIÓN DE PIGMENTO Y SU VOLATILIDAD— PERMITIRÁN TOMAR LA CANTIDAD JUSTA DE PRODUCTO.

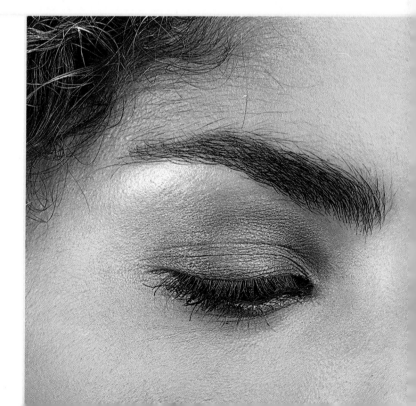

Contamos con una amplia variedad de técnicas de sombreado. Optaremos por una u otra dependiendo básicamente del efecto visual que busquemos o de la durabilidad que deseemos conseguir.

TÉCNICA DE ESFUMATURA

Las sombras de ojos lucen mucho mejor cuando se observan en el ojo de manera ahumada, esfumada y sin bordes, filos o puntas dibujadas.

Para lograrlo se puede trabajar el material con diferentes herramientas. Por ejemplo, el aplicador de goma espuma que está incluido usualmente en el packaging del producto, un buen pincel de pelo suave y de largo mediano, o incluso los mismos dedos.

Lo importante es hacer imperceptibles los contornos del color con suaves y amplios círculos sin ejercer presión sobre la piel. Los polvos de las sombras se deslizan fácilmente sobre otros polvos, que pueden ser traslúcidos puestos sobre la piel del párpado, o bien utilizando una sombra base más clara que la elegida, para lograr una más fácil esfumatura de la misma.

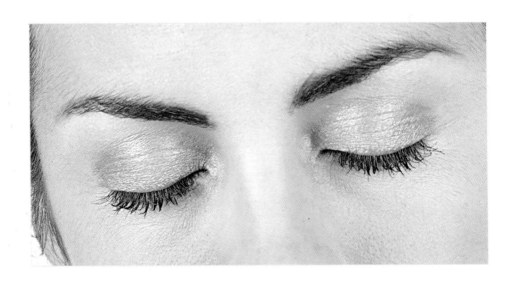

TÉCNICA DE FIJACIÓN Y SELLADO

Consiste en adherir la sombra en polvo sobre un medio graso, por ejemplo, una crema hidratante o un corrector.

Las herramientas ideales para trabajar esta técnica son el aplicador de goma espuma o un pincel de pelo natural de largo mediano.

Una buena manera es comenzar por el centro del ojo en el párpado móvil y, a continuación, maquillar desde el lagrimal al centro y, por último, desde la comisura externa hasta el centro. De esta manera se evitan las posibles manchas.

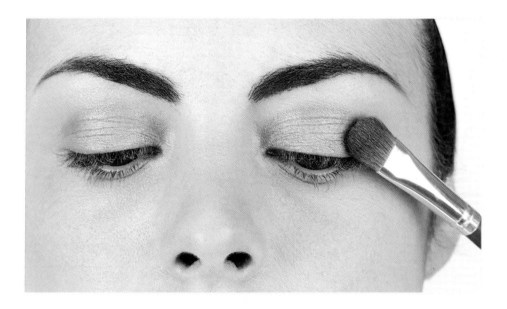

EL SECRETO ESTÁ EN CARGAR EL PINCEL DE UN SOLO LADO E IR APOYANDO LA SOMBRA EN EL PÁRPADO, SIN ARRASTRAR Y SIN HACER MOVIMIENTOS DEMASIADO AMPLIOS.

TÉCNICA DE NEUTRALIZACIÓN

Una vez que se ha sombreado el párpado con cualquiera de las dos técnicas anteriores puede ocurrir que el resultado final no sea de nuestro agrado.

Con la técnica de neutralización podemos transformar el color de la sombra sin necesidad de demaquillar. Lo importante para eso es tener en claro las duplas de colores complementarios que, al mezclarse, se convierten en marrón (véase página 30).

- A las sombras celestes y azules las podemos convertir en marrones si las mezclamos con otras salmones y naranjas.

- Si la gama fuera la del verde, podríamos lograr algo similar con sombras rojas y rosadas.

- Si en cambio fueran sombras lilas o violetas, las neutralizaríamos con sombras amarillas, doradas y ocres.

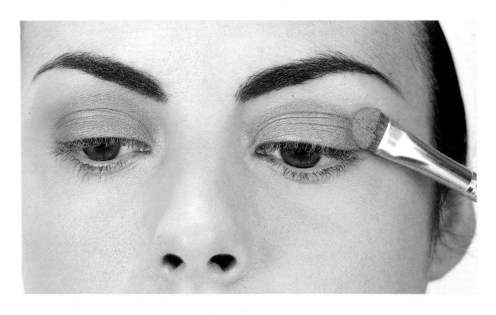

La técnica se lleva a cabo con un pincel de pelo corto, bien compactado, haciendo pequeños círculos y ejerciendo una leve presión sobre la piel para levantar la sombra a modificar y mezclarla con la del color complementario, buscando lograr el tono marrón.

TÉCNICA DE ACUARELADO

Esta técnica permite lograr maquillajes definidos y duraderos.

Se optará por sombras mates, que se acuarelan mejor por contener mayor concentración de pigmentos.

Es imprescindible que el párpado esté "magro", sin cremas ni correctores, para que la acuarela se adhiera sobre la piel y no patine. Para ello, tomaremos el aplicador de goma espuma o un buen pincel de fibra sintética y lo mojaremos en agua. A continuación, pincelaremos desde el lagrimal hacia el centro y después desde la comisura externa hacia adentro. De esta manera la superposición de pinceladas se une en el centro del ojo y no se observarán imperfecciones.

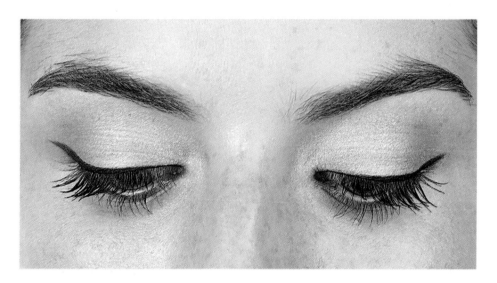

Con esta técnica se pueden obtener delineados definidos y duraderos, reemplazando con la sombra al delineador líquido o el lápiz de ojos, ya que, una vez seca el agua, sólo queda el pigmento puro en la piel, con excelente adherencia y durabilidad.

CON ESTA TÉCNICA, LO IDEAL ES TRABAJAR SÓLO EL PÁRPADO MÓVIL YA QUE ES MUY DIFÍCIL LOGRAR ESFUMATURA.

TÉCNICA DE VELADO

Consiste en aplicar un liviano velo de polvos sueltos satinados o iridiscentes sobre la sombra base. Este sería el equivalente de la gasa aplicada sobre un vestido de tela más oscura y de trama cerrada el que, al traslucirse a través del velo de tela liviana, deja ver un tornasol multicolor.

Esta técnica luce mejor sobre sombras mates negras, azules, rojas o amarillas veladas con polvos sueltos iridiscentes de diferente color.

Al producirse la veladura se pueden apreciar destellos de tres colores que varían según el reflejo de la luz exterior sobre la sombra base, el tono de los polvos sueltos o la mezcla de ambos productos.

La sombra base puede haber sido aplicada con cualquiera de las técnicas descriptas anteriormente.

El velo de polvos iridiscentes deberá colocarse con un pincel de pelo natural de buen largo.

La forma de manipular el pincel es hacer largas y muy suaves pinceladas unidireccionales sobre el párpado.

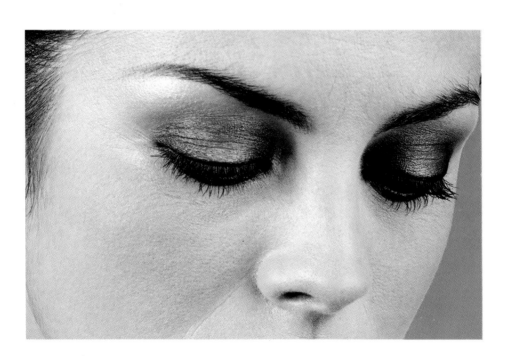

TÉCNICA PARA SOMBRAS EN CREMA

Esta técnica es apropiada para pieles jóvenes y no requiere mayores herramientas que los dedos, aunque si se busca un resultado más profesional lo ideal es trabajar con pinceles de fibra sintética.

Se trabajará tomando el producto con la yema del dedo y realizando suaves golpecitos sobre todo el párpado, sin arrastrarlo demasiado en el párpado móvil.

En el párpado superior es necesario arrastrar bien el producto para lograr esfumatura.

Si se busca mayor fijación aplicaremos el producto sobre una capa de polvo volátil, previamente esparcido sobre el párpado desnudo.

Para impedir que se acumule sombra en los pliegues, hay que trabajar muy bien el producto con las yemas de los dedos esparciendo el excedente.

LA SOMBRA EN CREMA DEBE APLICARSE SOBRE EL PÁRPADO LIMPIO, SIN CREMAS NI CORRECTORES.

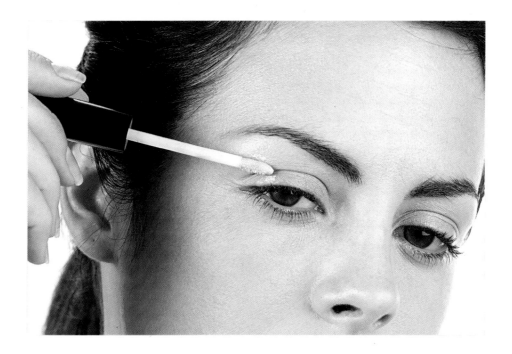

Consejos y secretos sobre sombreado

1

Si hay arruguitas en los párpados, hay que optar por trabajar con sombras levemente satinadas o mate de textura liviana y suave. Se las debe esparcir muy bien entre los pliegues, evitando las iridiscencias.

2

Si la piel del párpado presenta manchas, es necesario cubrir primero la piel con un corrector del color de la mancha en toda la extensión del párpado y, por sobre él, aplicar las sombras elegidas. El corrector actuará a su vez de base fijadora para las sombras en polvo.

3

Si el hueso superciliar fuera muy marcado o si los ojos tuvieran un aspecto hundido, se debe cuidar de no excederse con la iluminación debajo de la ceja. Sienta mejor dejar la piel desnuda para no provocar mayor volumen del hueso.

4

Si la distancia entre los ojos es corta, se logra mayor equilibrio en las proporciones aplicando dos puntos de luz en los lagrimales con sombra blanca o vainilla satinada o iridiscente. Dará la ilusión óptica de mayor distancia.

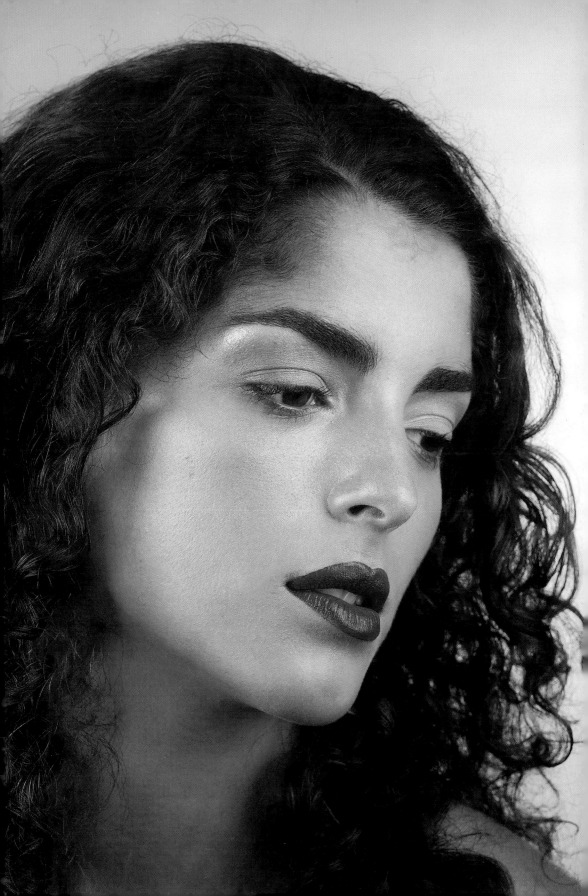

El delineado

Muchas veces, el ojo luce maravillosamente bien únicamente con un buen sombreado y con una máscara de pestañas. Sin embargo, en otras ocasiones, los ojos necesitan un marco más definido.

El delineado es la vía de diseño apropiada para modificar la forma de los ojos, recurriendo a líneas ascendentes y estilizadas que ayudan a que la mirada se vea más atractiva y juvenil.

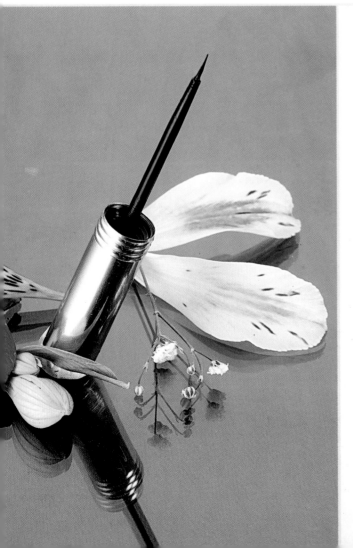

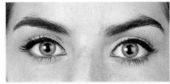

SI EL DELINEADO ACOMPAÑA AL OJO A LO LARGO DE LAS LÍNEAS DE PESTAÑAS, SI BIEN ENMARCARÁ LA MIRADA, NO MODIFICARÁ SU FORMA. POR EL CONTRARIO, SI EL DELINEADO NACE EN EL LAGRIMAL, BIEN PEGADO A LA LÍNEA DE PESTAÑAS, PERO A LA ALTURA DE LA TERMINACIÓN DEL IRIS SE ENGROSA, LOGRAREMOS QUE EL OJO SE VEA MÁS ALMENDRADO Y ASCENDENTE.

Contamos con varias técnicas y diseños para embellecer y dar terminación al maquillaje con el delineado.

LOS DELINEADOS CON LÁPIZ O CRAYÓN

Los trazos deben ser livianos y bien pegados a las pestañas, cuidando muy bien de iniciar el delineado con una línea muy delgada y casi imperceptible.
Si las puntas de los lápices son muy gruesas y blandas se corre el riesgo de que tiendan a correrse con el paso de las horas. Puede difuminarse el delineado con un pincel de fibra sintética, convirtiéndolo en un sombreado. De esa manera se lo verá como una suave línea esfumada y, a su vez, quedará fijado y sellado.

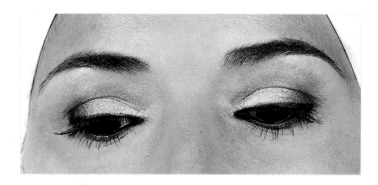

PARA SELLAR LOS DELINEADOS HECHOS CON LÁPIZ PUEDE APLICARSE SOMBRA COMPACTA DEL MISMO TONO QUE EL LÁPIZ CON UN PINCEL PEQUEÑO. ESTO LES DARÁ MÁS DURABILIDAD.

LOS DELINEADOS CON TINTAS

Los delineadores en tinta o líquidos son productos que generan acabados definidos y dramáticos, ideales para maquillajes sofisticados y espectaculares.

Se puede trabajar con el mismo pincel que se presenta en el producto o reemplazarlo por un *liner* de fibra sintética.

Una vez tomada la tinta del envase, es conveniente retirar en un papel parte de la cantidad que se ha cargado y pincelar sólo con lo que ha quedado en el pelo del pincel.

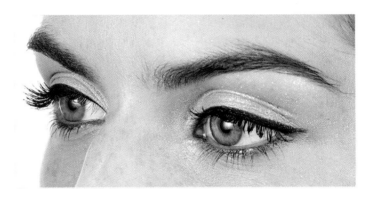

LOS DELINEADOS CON SOMBRA MOJADA

Se trata de una técnica ideal para lograr una óptima fijación y durabilidad.

La sombra mojada se fija muy bien sobre la sombra de color aplicada en el párpado.

(Al secarse el agua el delineado permanecerá inalterable mucho más tiempo.)

Se debe trabajar la sombra con un pincel *liner* tal como si ésta fuera un delineador en pasta.

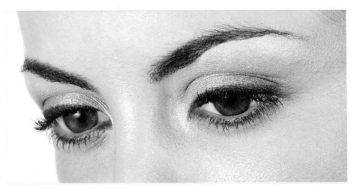

Consejos y secretos sobre delineado

1

Para rasgar la mirada y convertirla en profunda e intensa nada mejor que un delineador oscuro, aplicado por fuera y por dentro de la conjuntiva, que contraste con la luz de las sombras claras e iridiscentes.

2

Para los ojos pequeños o bien para todas aquellas personas que presenten una mirada cansada, nada mejor que los perfiladores blanco y marfil, los que, al ser aplicados, operarán mágicamente e iluminarán inmediatamente la mirada.

3

Si el globo del ojo estuviera muy irritado, con presencia de venitas rojas, el lápiz ideal para perfilar dentro del ojo será un lápiz verde agua que neutralizará el rojo de la conjuntiva.

Antes de maquillar las pestañas, lo ideal es mejorar su curvatura con el rizador para que la máscara "vista" los pelos arqueados, logrando que el ojo se vea enmarcado y bien abierto.

Optaremos por el rimmel que termine de resolver la imagen integral del maquillaje de párpados, engamando con los tonos de las sombras y buscando un resultado sentador en conjunto.

Si éste pretende ser delicado y natural quizás sea un marrón/violáceo el tono ideal si quien lo luce es rubia o castaña clara.

En cambio, la máscara puede ser azul marino o negro si el pelo de las pestañas es negro.

Para su uso diario es conveniente que la máscara no sea resistente al agua sino hidrosoluble, es decir que se retire fácilmente. Para una correcta aplicación de la máscara debe apoyarse el aplicador bien cercano a la raíz del pelo en la zona superior de las pestañas. A continuación, deberá maquillarse de abajo hacia arriba, reforzando la curvatura.

DEBERÁ UTILIZARSE UNA MÁSCARA IMPERMEABLE, EN CASO DE NECESITAR SALIR INDEMNES DE UNA ZAMBULLIDA EN EL MAR O UNA PISCINA. TAMBIÉN RECURRIRÁN A ELLA LAS NOVIAS O MADRINAS, QUE ESTARÁN EXPUESTAS, SEGURAMENTE, A UN PROBABLE LLANTO.

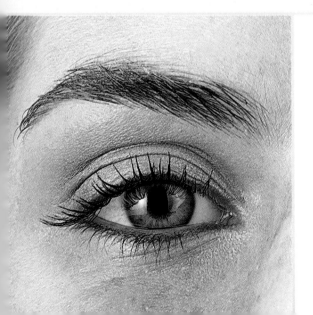

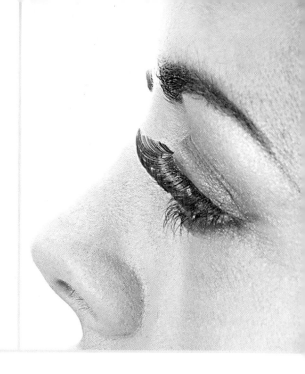

LAS PESTAÑAS POSTIZAS

Muchas mujeres tienen largas, espesas y curvas pestañas las que, al ser maquilladas, lucen maravillosamente.

Pero quienes no tengan esa suerte y cuenten con pestañas cortas y escasas pueden aplicarse pestañas postizas. Las hay en gran variedad: largas, tupidas, cortas intercaladas con largas, rubias o negras, etc.

También se consiguen pestañas de a grupos o individuales.

La elección entre unas y otras tendrá que ver con el efecto final al que se quiera arribar, considerando que las pestañas individuales o en pequeños grupos lucen más naturales y son ideales para maquillajes sociales "tranquilos".

Las enteras ofrecen maquillajes más espectaculares, y son ideales para fiestas o eventos importantes donde el maquillaje es protagonista.

La manera de aplicar las pestañas es adhi-

riéndolas al ojo con pegamento específico. El mismo se coloca en la base de la pestaña (en el hilo conductor que las une) y rápidamente se las debe pegar muy cerca de las pestañas propias.

Antes de pegarlas es preferible maquillar las pestañas propias con máscara de pestañas del mismo tono del pelo de las postizas.

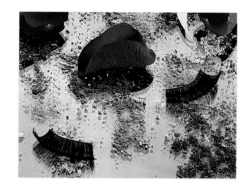

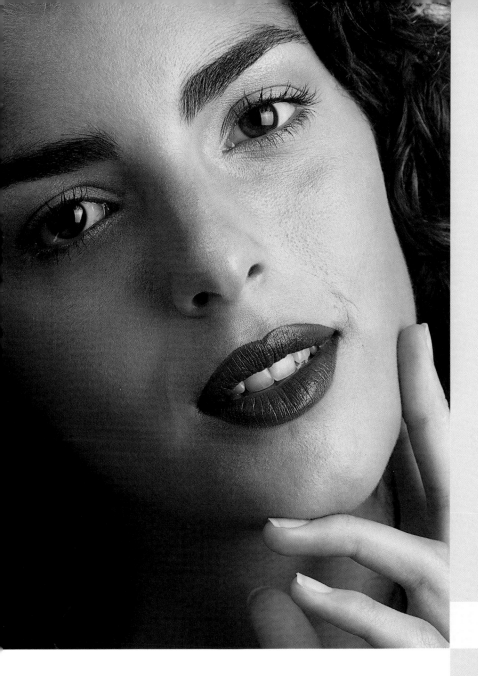

Los labios

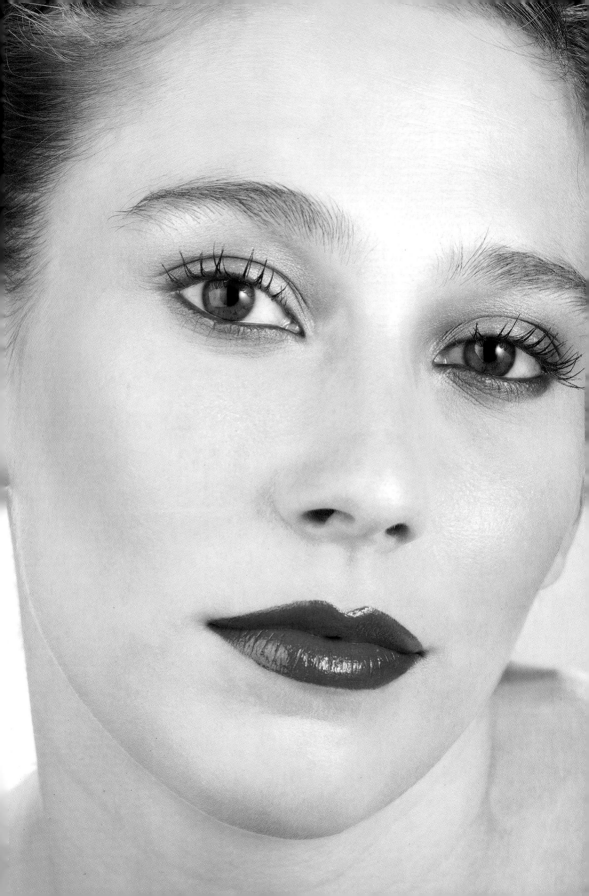

El toque
femenino

La boca es, sin duda, la zona más femenina y atractiva del rostro de una mujer.

Con el maquillaje pueden embellecerse muy bien los labios, con diferentes estrategias para darles mayor volumen y grosor.

La delicada piel del labio debe ser tratada con dedicación, hidratándola y nutriéndola con cremas o fluidos específicos.

La elección de las técnicas y diseños para darles tono dependerá seguramente de las características de la boca, del estado de la piel de los labios, de su forma natural y también de los dientes ya que si éstos son imperfectos o se presentan manchados, pueden resaltarse aún más si optamos por tonos inadecuados.

EL DELINEADO DE LOS LABIOS

El delineado de los labios cumple una triple función. Por un lado permite redibujar la boca transformando su diseño original, su volumen o equilibrando los labios cuando éstos fueran asimétricos; por otra parte, impide que el lápiz labial se expanda por las pequeñas arruguitas peribucales y, por último, el recubrimiento del labio con la pátina del lápiz delineador ayuda a sellar el lápiz labial.

Lo importante es –para que el resultado final sea natural y actual– que no se vea el trazo del delineado sino que éste resulte cubierto y oculto por el lápiz de labios.

En general, es necesaria la utilización de lápices delineadores del mismo tono que el lápiz de labios. También se puede resolver cualquier boca con un lápiz delineador del color del labio cercano a un rosa amarronado.

Para que el lápiz delineador se deslice por la piel sin trabarse lo ideal es expandir la base de maquillaje sobre la piel de la boca. Esta pátina permitirá que el lápiz delineador se deslice y el dibujo será perfecto.

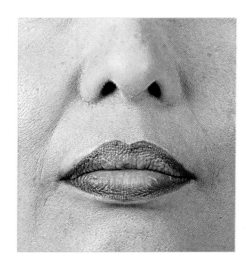

CÓMO MODIFICAR
LA FORMA DE LOS LABIOS

EL DISEÑO DIAMANTE

Si en el rostro predominan las líneas redondeadas y con el diseño de maquillaje
pretendemos estilizarlo, podemos transformar la apariencia de la boca trazando
un delineado en forma de diamante en el
labio superior.

En un diseño "diamante" las líneas rectas
colaboran con el maquillaje para lucir agu-
do, estilizado y neutralizador de las redondeces del rostro.

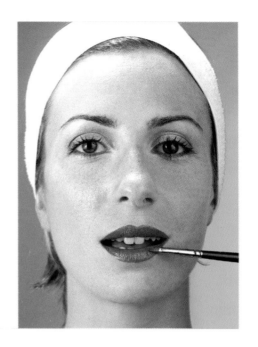

EL DISEÑO CORAZÓN

Por el contrario, si la cara es delgada y con
huesos filosos que se marcan en la piel, la
manera de suavizar su aspecto general es
optar por líneas redondeadas. Entonces el
trazo de diseño ideal en los labios es el
"corazón" ya que es un dibujo de líneas
curvas.

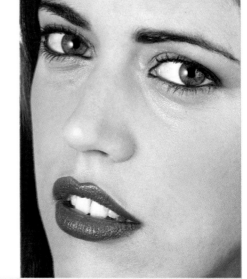

CÓMO MODIFICAR
EL VOLUMEN DE LA BOCA

Para dar mayor volumen a los labios trazaremos dos líneas imaginarias que parten de los laterales de la nariz hacia abajo. Observaremos que éstas contienen el centro de los labios estableciendo un margen imaginario.

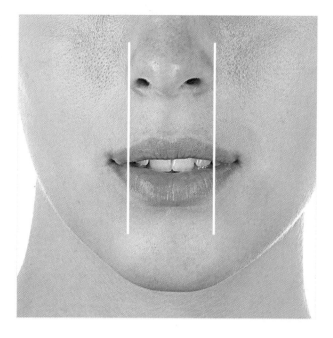

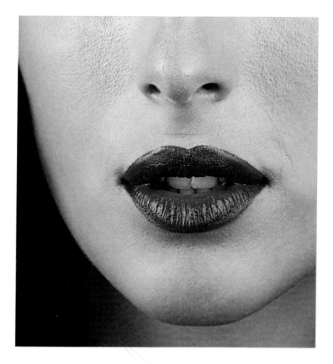

Las correcciones, se trate del aumento o de la disminución del tamaño de los labios, se harán dentro de ese margen. Una vez traspasado ese límite se debe continuar delineando hacia la comisura de los labios, uniéndose al borde real.
Por supuesto, habrá excepciones y unos labios demasiado finos requerirán un engrosamiento en toda su trayectoria. No obstante, aun siendo así, en la zona de comisuras el aumento será más sutil y menor.

Los colores oscuros en la boca sientan muy bien a mujeres de labios voluminosos y con buena dentadura. Inclusive visten sin necesidad de maquillar los ojos con sombras. Sólo con el lápiz de labios y una máscara de pestañas se resuelven maquillajes impactantes.

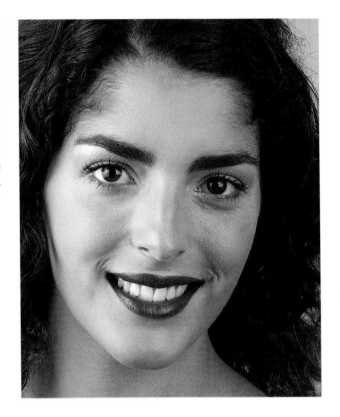

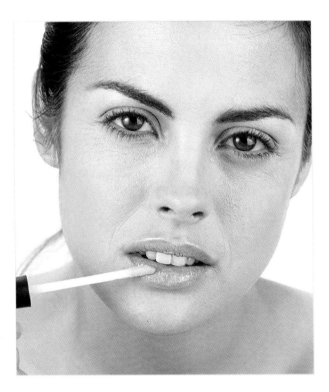

El brillo labial es un aliado para todas las mujeres. Con sólo aplicarlo sobre el labio desnudo o sobre un labial mate la boca se vuelve fresca y jugosa.
Es un cosmético que da terminación al maquillaje. Siempre se deberá tener la precaución de no excederse en la cantidad ya que tiende a expandirse por sobre los bordes de los labios y torna al lápiz labial menos duradero.

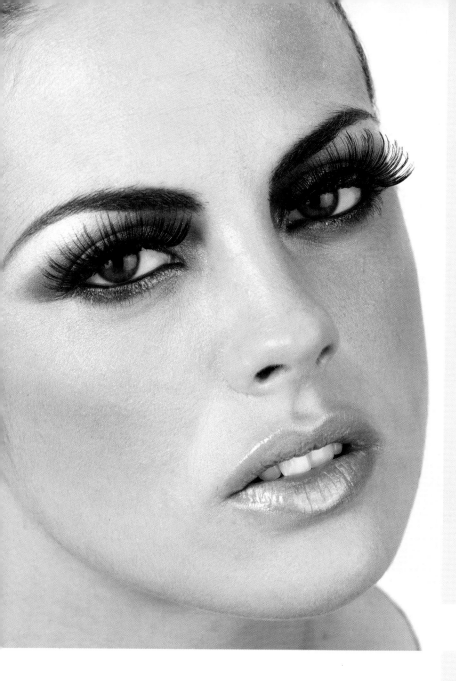

Tonalización e iluminación

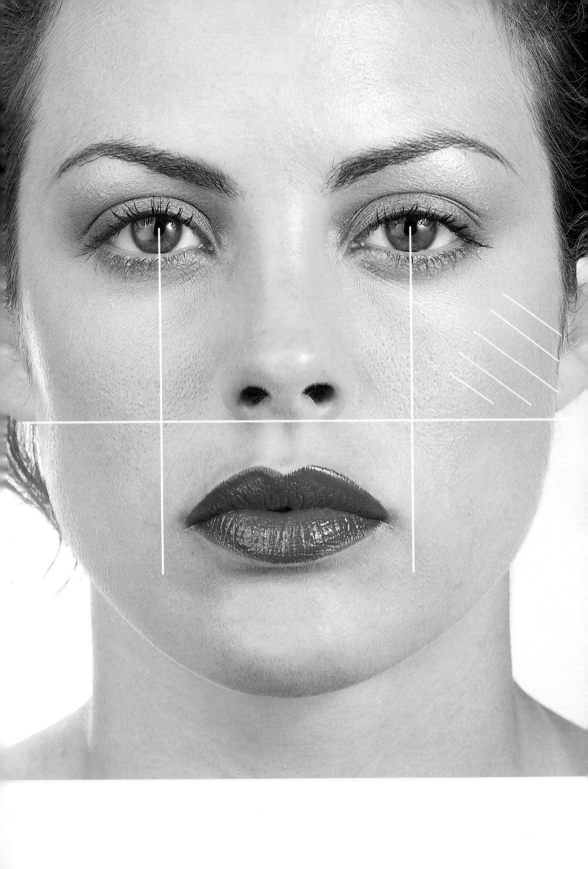

Para que el resultado final del maquillaje sea óptimo se necesitan toques de color e iluminación que se realizarán con polvos o productos en crema, según haya sido el proceso de maquillaje elegido.

Según dónde esté puesto el rubor, la zona de la mejilla se "hunde" levemente (el tono del mismo suele ser más oscuro que la piel).

Debemos elegir estratégicamente la ubicación del rubor en la mejilla para que, finalmente, cumpla una misión correctiva.

Para maquillar con rubor armaremos un cuadrante imaginario en el rostro. Para ello, trazaremos tres líneas imaginarias que se cruzan entre sí: dos de ellas descienden desde la pupila hacia abajo, y la otra se cruza en forma perpendicular por debajo de la nariz. (Ver fotografía de página anterior.) Ese cuadrante indica la zona donde se colocará el rubor.

Debemos pincelar sobre el hueso sin expandirnos por fuera de las líneas del cuadrante imaginario.

Lo ideal es ser medidos con la cantidad de producto que vamos a utilizar y trabajar con pinceles suaves, sin presionarlos sobre la piel. Además debemos optar por tonos que simulen la ruborización natural.

Si trabajamos con brochas apropiadas o, en su reemplazo, con una mota suave de algodón, la esfumatura será perfecta y el color aparecerá sutilmente.

Si el rostro presenta una mandíbula muy estrecha lo ideal es aplicar el rubor en la zona alta del cuadrante, ya que si lo aplicáramos por debajo el rostro se vería aún más consumido y delgado.

Por el contrario, si el rostro es fuerte en su zona inferior o con mejillas gruesas y prominentes, el rubor colocado en la zona baja del cuadrante ayudará a estilizar y a reducir la zona.

EN GENERAL, LA MUJER PREFIERE EL RUBOR EN POLVO (ESTÁ MÁS INSTALADO ENTRE LAS USUARIAS COMO ELEMENTO COSMÉTICO), AUNQUE EL RUBOR EN CREMA ES UN ELEMENTO FANTÁSTICO Y AÚN MÁS FÁCIL DE SER APLICADO, PORQUE REQUIERE SÓLO DE LOS DEDOS.

LA ELECCIÓN CORRECTA
DE LOS RUBORES

Los tonos de los rubores deben elegirse considerando el tono general de la piel y la paleta de maquillaje elegida.

1) Para la luz artificial no hay nada mejor que el rubor color mandarina. Este tono responde muy bien ante cualquier luz, sea cálida o fría.

2) Ante una luz fría, los rubores fucsias que contengan azul en su composición pueden producir un efecto amoratado en la piel.

3) El pelo de la brocha debe girar de manera circular sobre la mejilla.

4) En los rostros en los que predominan las redondeces, o donde se necesite diseñar un maquillaje que estilice y afile las facciones, los trazos indicados son los rectos. Para ello se debe desplazar la brocha sobre la piel de manera lineal, sin hacer movimientos circulares.
En cambio, éstos sí deben realizarse cuando el rostro sea excesivamente filoso, denotándose los huesos, y se necesite recurrir al maquillaje para modelarlo y suavizarlo.

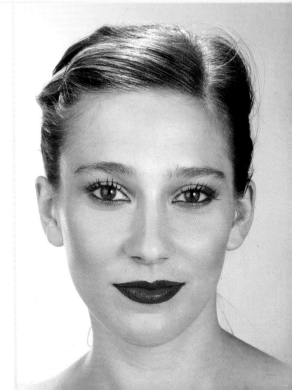

Si el rostro se ve muy pálido y, si aun habiendo aplicado rubor, el aspecto es descolorido, no es optando por un rubor más intenso ni aplicando más cantidad como se soluciona el problema.

Quizás lo que el maquillaje esté requiriendo es un leve tono más bronceado, lo cual tampoco podría conseguirse aplicando una base más oscura en toda la piel del rostro.

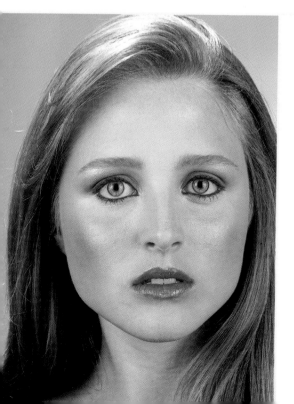

La solución consiste en espolvorear sutilmente con polvos cobrizos, bronces o dorados, con más o menos brillo según el efecto final buscado.

La manera correcta es tocar la frente, la barbilla, la punta de la nariz, los bordes de la mandíbula y las clavículas.

Ese leve velo otorgará medio tono adicional sin cubrir totalmente la piel, tonalizándola en algunas zonas.

La iluminación ayuda a mejorar la forma del rostro, contribuyendo a dar terminación al juego final de claroscuro iniciado al principio del proceso del maquillaje con aplicaciones de correcciones claras en crema.

Hecha con polvos claros al final, ayuda a equilibrar la luz faltante que sólo detectaremos una vez terminado el maquillaje y evaluando el resultado de manera integrada.

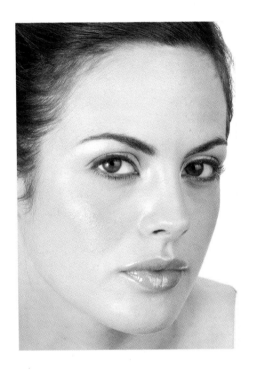

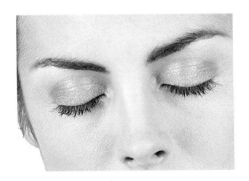

Estos polvos, además, contribuyen a mejorar las formas. Si las sienes son muy estrechas podemos darles mayor amplitud aplicando polvos claros y, por consiguiente, llevar el rostro a un óvalo más perfecto.

Si, una vez maquillados, los ojos se ven muy oscurecidos, se les puede dar una "inyección" de iluminación aplicando un toque de luz entre ellos, en el puente de la nariz, con polvos claros mate; y cercanos a los lagrimales con perla iridiscente.

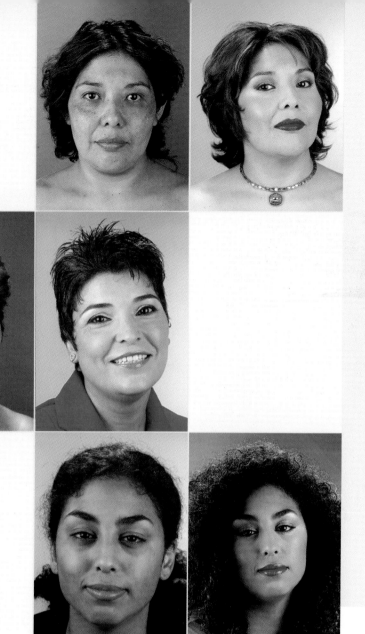

Descubriendo belleza con el maquillaje

Mirta: LAS CORRECCIONES QUE LIBERAN BELLEZA

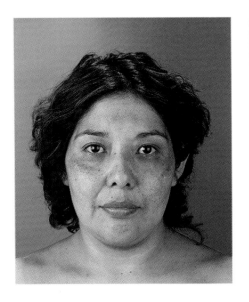

En este caso, los rasgos son fuertes pero están poco definidos y la presencia de manchas no permite mostrar toda la belleza de Mirta.

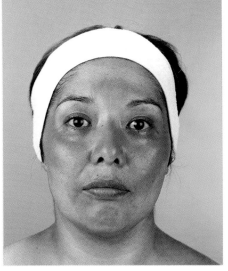

Sobre las manchas oscuras de la piel se trabajó con "parches" de corrector marrón. Más tarde, se fue llevando el color del parche hacia el beige, trabajándolo con corrector naranja.

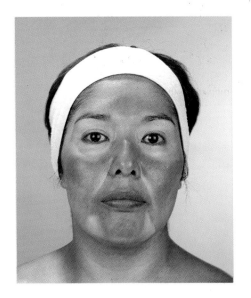

Se buscó poner en luz las zonas en sombra de Mirta. En su caso, es una de las correcciones fundamentales para comenzar a rediseñar sus bellas facciones.

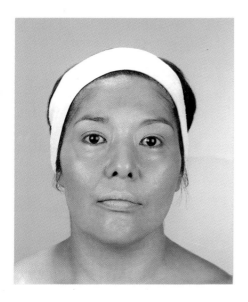

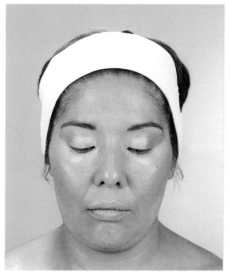

El emparejamiento del tono total de la piel es un proceso que ha llevado varios pasos ya que, si se hubiera pretendido unificar la piel manchada o esculpir con luces y sombras los volúmenes y depresiones con un solo producto, el resultado no habría sido el esperado.

La base elegida se ha trabajado esponjeando ligeramente la superficie de la piel para no arrastrar las correcciones ya hechas.

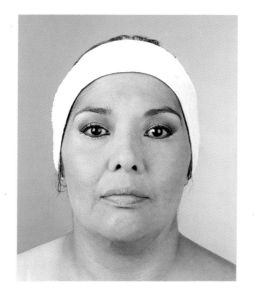

Se comenzó aplicando una sombra clara e iridiscente en el párpado móvil con la técnica del sellado.

A continuación, ascendiendo hacia el párpado superior se trabajó con un tono terracota combinado con marrón chocolate, diseñando un sombreado estilizado en la comisura externa y esfumado hacia el encapotamiento del ojo, a fin de disimularlo.

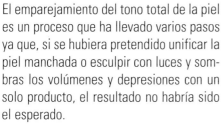

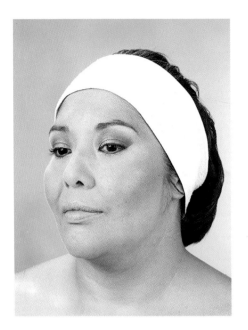

Destacando la forma natural del ojo de Mirta, se acentúan sus rasgos de ascendencia japonesa con un delineado que nace muy fino, se engrosa y alarga hacia la comisura externa.

Generalmente, se suele aplicar el rubor al finalizar el maquillaje para encontrar equilibrio entre el eje superior de color (sombras) y el inferior (labios) y balancear la temperatura e intensidad del maquillaje terminado.

En este caso, se trabajó el rubor en esta instancia, para darle tono y vida a la piel amarronada y pareja, ya que Mirta tiene unos labios bellísimos y cualquier tono de labial hubiera sido sentador.

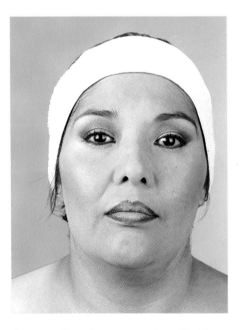

Respetando su forma natural, se dibujó con un tono borravino el contorno de la boca.

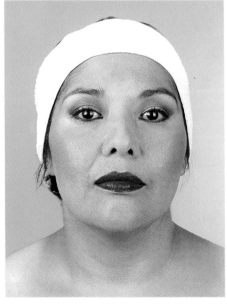

El lápiz labial ha terminado de equilibrar la imagen y concluye así un maquillaje que ha descubierto un hermoso y atractivo rostro.

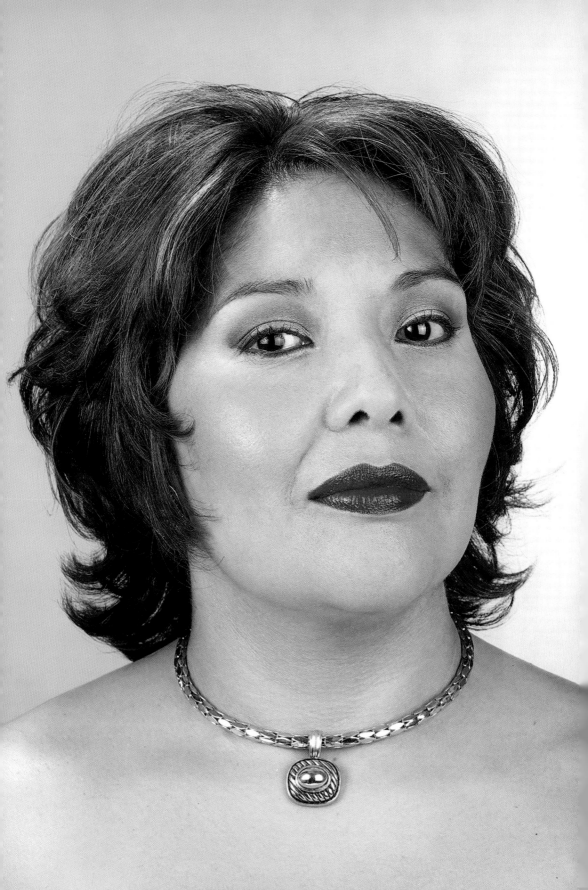

Laura: RECONSTRUIR UNA IMAGEN CON NUEVAS LÍNEAS

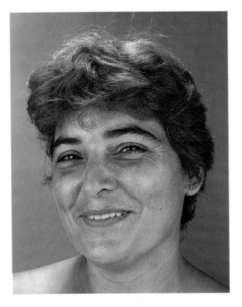

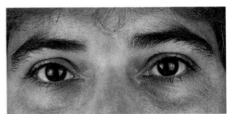

Los enormes ojos de Laura están ocultos detrás de sus pobladas y espesas cejas. El cabello está teñido de un color que no armoniza con el tono de su piel. El cabello que avanza sobre su frente rompe el equilibrio.

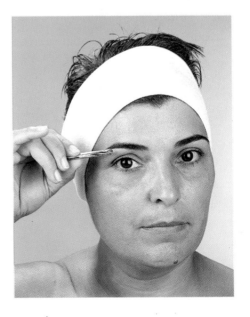

Se le dio nueva forma a sus cejas, depilándolas a fin de agrandar su párpado superior y despejar su mirada.

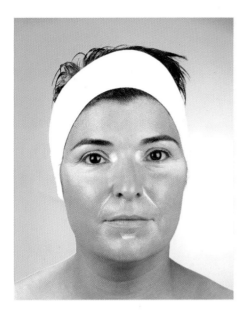

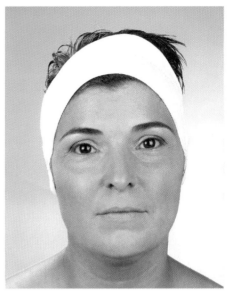

Con un corrector claro se buscó equilibrar la forma de su rostro, poniendo en luz las zonas en sombras.

Aunque Laura no presenta gran cantidad de manchas en su piel, el emparejamiento del tono y la búsqueda de una tonalidad más rosada lograron suavizar notablemente su aspecto general.

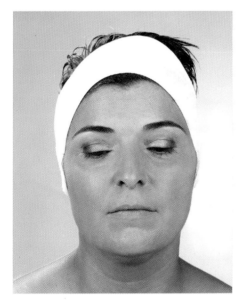

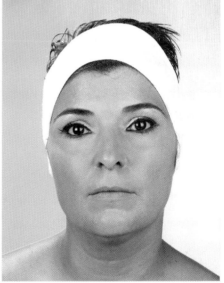

Con las sombras se buscó esculpir la hermosa forma natural de sus ojos, destacándolos y acentuando su profundidad natural.

Con un muy grueso delineado de línea ascendente, realizado con lápiz negro, se enmarcaron sus ojos oscuros, resaltando la zona más bella de su rostro.

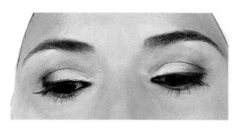

Laura posee largas y espesas pestañas, por lo que no es necesaria la aplicación de postizas. Con máscara de pestañas negra se han curvado y se ha completado de esta forma el maquillaje de ojos.

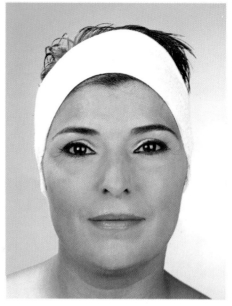

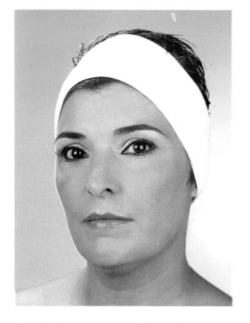

Para equilibrar la intensidad de sus ojos y, sabiendo que la vestimenta elegida para la producción sería un blazer rojo, se optó por un labial claro y suave que no compita con la oscuridad de los ojos.

El rubor busca aquí equilibrar el juego de oscuridad de los ojos y claridad de la boca, dando calidez al rostro y un aspecto saludable y joven.

EL COLOR DEL PELO, EL CORTE Y EL PEINADO SON COMPLEMENTOS NECESARIOS PARA QUE UN ROSTRO SE VEA RENOVADO. LA ELECCIÓN DEL TONO DE LA TINTURA SIEMPRE DEBERÍA LLEVARSE A CABO JUNTO A UN PROFESIONAL QUE INDIQUE QUÉ GAMA DE COLORES PUEDEN QUEDAR BIEN EN RELACIÓN CON EL TONO NATURAL DE LA PIEL Y EL COLOR NATURAL DE LAS CEJAS.

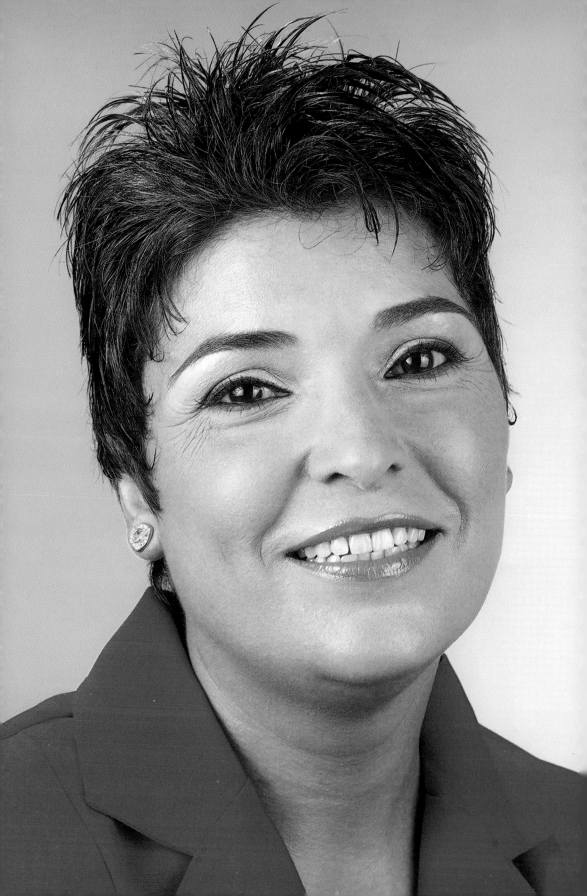

Valeria:
LA LUZ Y EL COLOR EN POS DE LA HERMOSURA

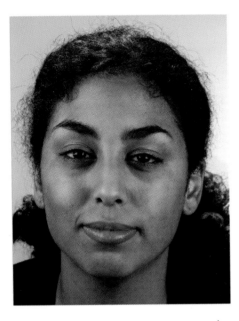

Valeria es una joven morena, que necesita un trabajo de luz y contraste.

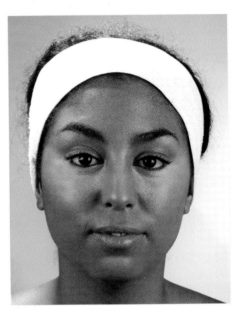

La mayor corrección que Valeria necesita está relacionada con la búsqueda de las zonas de luz que modificarían absolutamente la imagen general de su rostro.
Se trabajó con correctores en la gama de los tonos salmón claro para que las zonas a iluminar luzcan naturales.

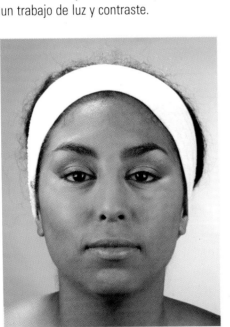

El juego entre azules y naranjas hace del maquillaje de Valeria un juego atrevido y audaz desde el choque colorimétrico. Esta elección es posible porque su piel morena permite que los colores se luzcan atenuados y se vean en su justa saturación.

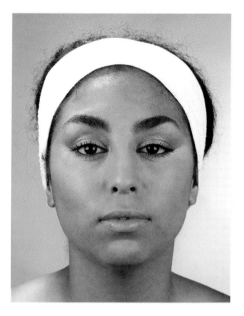

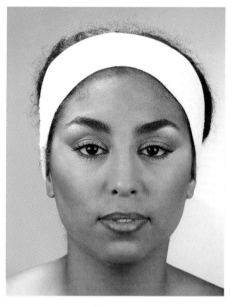

La terminación del maquillaje de ojos con un delineado en el párpado inferior, con lápices verdes y azules junto a la máscara de pestañas, resaltan aún más el tono de su piel.

Continuando con el concepto de iluminación, recurrimos a una sombra blanca e iridiscente que será aplicada en el arco superciliar (justo debajo de la ceja).

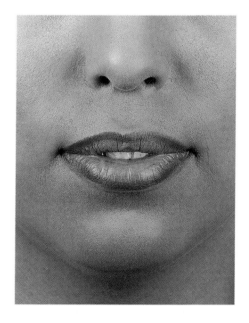

La boca será rediseñada reduciendo sutilmente su labio inferior para equilibrar su volumen.

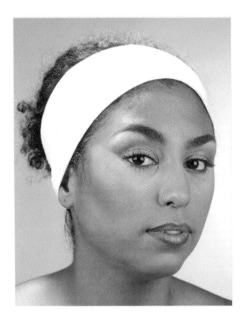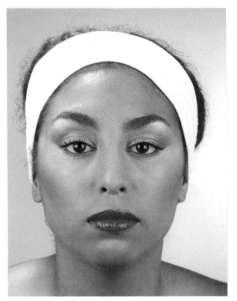

El rubor mandarina corta el tono amarronado de su cutis y levanta la expresión general.

Se trabajó de manera intensa y poco usual, con mucha intensidad en ambos ejes de color.
En la imagen de Valeria, con su pelo exuberante y sensual, nada mejor que un labial coral que destaque el azul de sus párpados, provocando una imagen enérgica y atractiva.

92

EN LAS PIELES QUE NO PRESENTAN ARRUGAS ORBICULARES SE PUEDE UTILIZAR LA SOMBRA COMO ELEMENTO ILUMINADOR PARA RECORTAR EL SOMBREADO EN LA ZONA DE LA COMISURA EXTERNA DEL OJO.

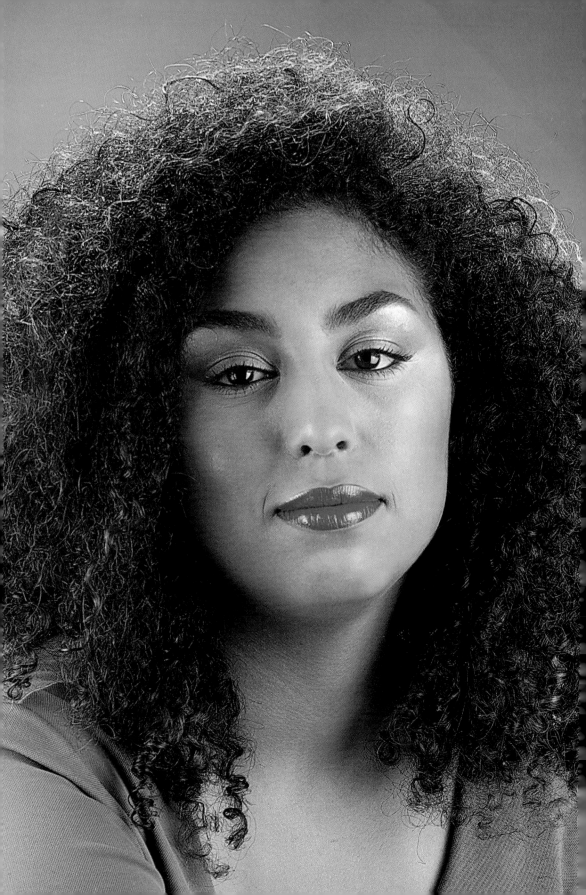

Índice

1. CONCEPTOS BÁSICOS SOBRE MAQUILLAJE 5

Maquillaje: técnica y diseño 6
    ¿Qué es maquillar con técnica? 6
    ¿Qué es el diseño en maquillaje? 6
Los productos cosméticos 8
    Bases o maquillaje de fondo 8
    Correctores 8
    Polvos volátiles y compactos 9
    Sombras para párpados 9
    Lápices delineadores de ojos y labios 9
    Máscara de pestañas y tintas para delineado de ojos ... 10
    Lápices y brillos labiales 10
    Rubores y tonalizadores 10
Los diferentes efectos de los productos cosméticos en la piel ... 11
¿Qué herramientas utilizar? 14
    La pincelería 14
    Aplicadores de goma espuma o látex 17
    Otros elementos a tener en cuenta 17
Requisitos para un buen maquillaje 19
    La ley del claroscuro 19
El color 21
    La temperatura del color 22
    La intensidad del color en el maquillaje 24
    El equilibrio en la intensidad 27
    El color y su función correctiva 28
    La ley de neutralización de los colores 30
Consejos y secretos sobre el uso del color 32

2. LA PIEL 37

La preparación para el maquillaje 38
    Embellecer la piel con maquillaje 39
Las bases y los correctores 40
    Capacidad de cobertura y efectos 40
    Las bases según el tipo de piel 41
La aplicación de la base 42
Emparejar el tono de la piel 43
    Poner en luz lo que está en sombra 44

3. LAS CEJAS 45

El marco de los ojos 46
    Ejemplos de cejas depiladas de acuerdo con las líneas referenciales ... 47
Cómo maquillar las cejas despobladas 48

4. LOS OJOS 49

.... 50

El producto adecuado 50
Diseños de maquillaje de ojos 51

.... 53

.... 54

Técnica de esfumatura 54
Técnica de fijación y sellado 55
Técnica de neutralización 56
Técnica de acuarelado 57
Técnica de velado 58
Técnica para sombras en crema 59

.... 60

.... 62

.... 63

Los delineados con lápiz o crayón 63
Los delineados con tintas 64
Los delineados con sombra mojada 64

.... 65

.... 66

Las pestañas postizas 67

5. LOS LABIOS 69

El toque femenino 71

El delineado de los labios 71
Cómo modificar la forma de los labios 72
Cómo modificar el volumen de la boca 73

6. TONALIZACIÓN E ILUMINACIÓN 75

.... 77

La elección correcta de los rubores 78

.... 79

.... 80

7. DESCUBRIENDO BELLEZA CON EL MAQUILLAJE 81

Mirta: las correcciones que liberan belleza 82
Laura: reconstruir una imagen con nuevas líneas 86
Valeria: la luz y el color en pos de la hermosura 90

Este libro se terminó de imprimir en LEOGRAF Y COMPAÑIA S.R.L. - Armenia 253 - Valentín Alsina
en el mes de julio de 2005